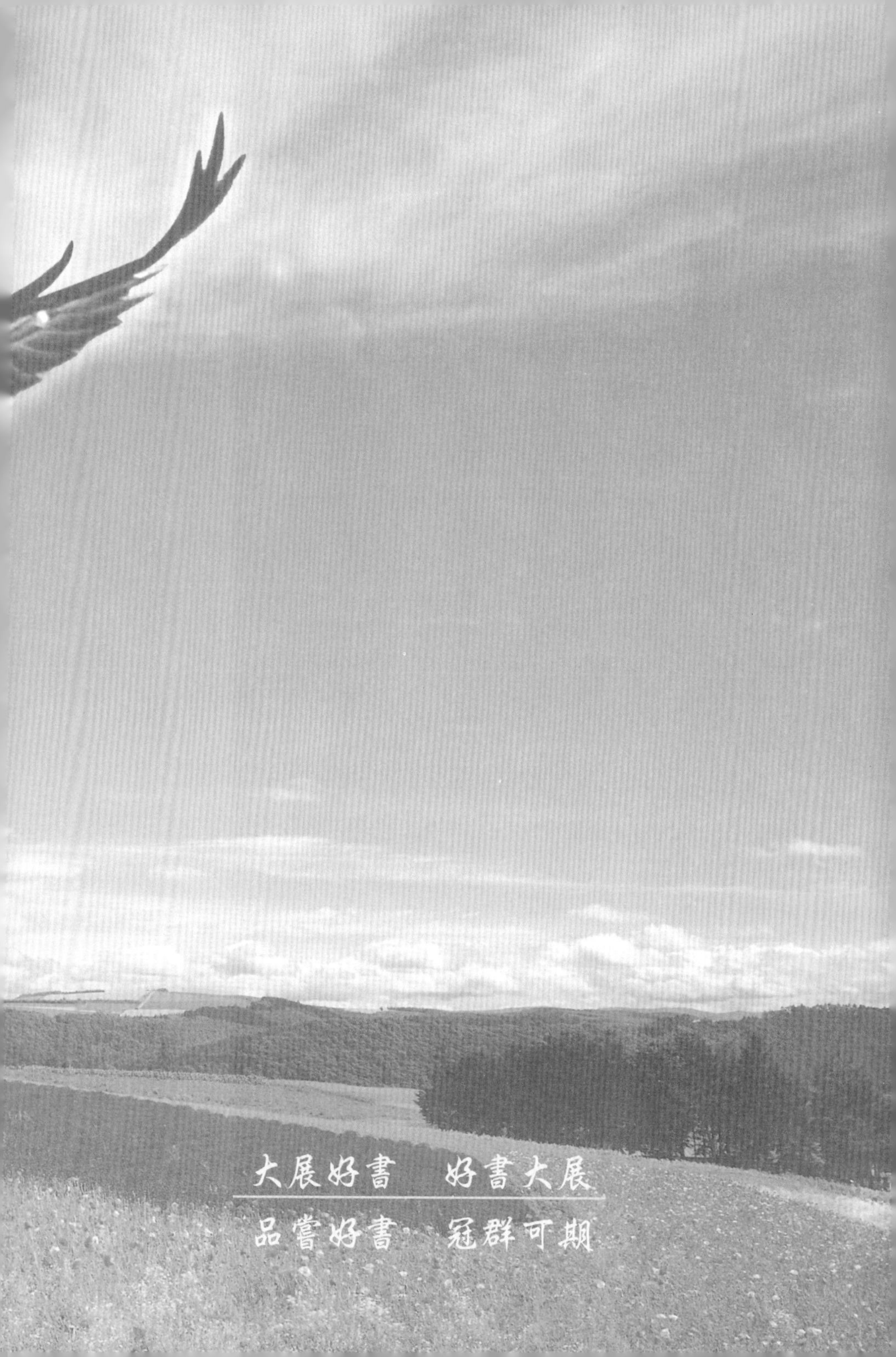
大展好書　好書大展
品嘗好書　冠群可期

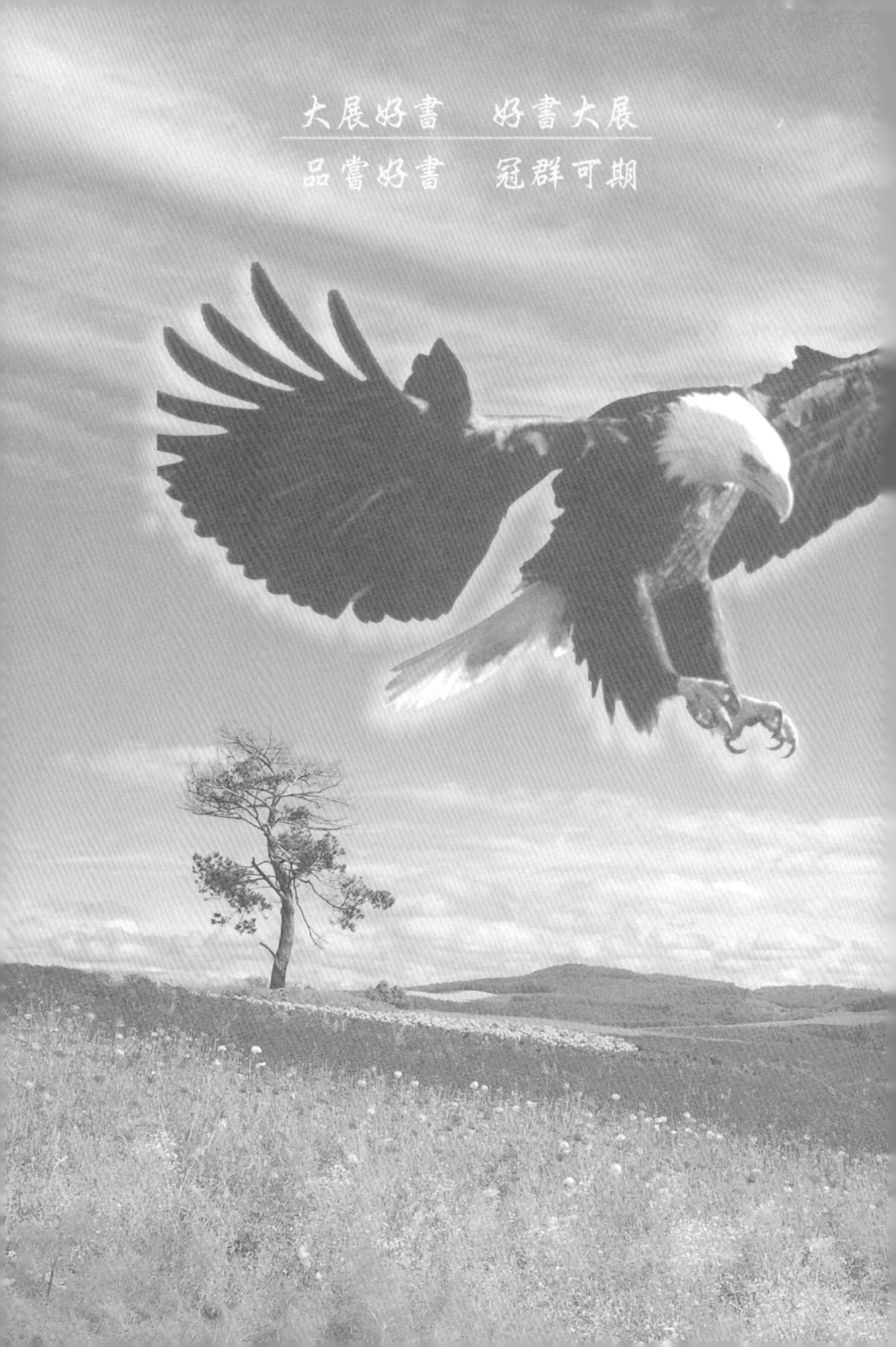
大展好書　好書大展
品嘗好書　冠群可期

元氣系列14

醋健康養生智慧

柯子堯 主編

大展出版社有限公司

前言

醋，是一種酸味液體，有玫瑰米醋、白醋、麩醋、酒醋、香醋等。由於品類的不同，所用的原料也不一樣。北方以高粱、大麥、小米、玉米等做原料；南方多用米、麩皮、低度白酒等做原料。

在二千年前流傳的《神農本草》，已有關於酒的記載，據酒醋同源的說法，醋在這個時期已經出現。根據東漢《四民月令》記載：「四月四日可做醋，五月五日也可做醋。」這時，醋成了人們生活的一部份。

在一般人的觀念中，醋只是平常家庭的調味品之一。然而在現代科學研究下，證實只有可溶性鈣才能被人體吸收，多食用酸性的食醋，有利於體內鈣的吸收，因此，「醋」已成為保健與美容飲品。

自古以來，人們總祈願能夠無病無災、不老長壽。因此，「醋」成了不可或缺之物，自許久以前人們即知道只有「醋」能消除疲勞。民間長壽訓中即有「少鹽多醋」之說，可見醋的保健價值之不容忽視。

「醋」有降血壓、防止動脈硬化，消除疲勞，殺菌，滋潤皮膚等保健功效。沒有一種東西能像「醋」一樣，對身體有這麼多好處。「醋」是平價又隨處可尋的東西，但不知為何仍有許多人不知這垂手可得的「醋」的好處，大概是未曾大力推廣的緣故？願藉這個機會，介紹給大家，令我們健康美麗、享受人生的好東西——醋。

目錄

第二章　醋、枸櫞酸及每天的健康食物

第三章　醋與各種疾病的功用

第四章　醋的健康料理

3.醋養生驗方

第一章　醋是百病之藥

1. 被甜味寵壞的現代人

醋通常含有百分之三～五的醋酸，有的還含有少量的檸檬酸、酒石酸等。一般幾乎任何含有糖分的液體都可以發酵釀醋。醋因為在自然環境中可自行生成，所以，古代人類從很早就開始食用醋。

醋在中國料理的烹飪中具有舉足輕重的地位，常用於溜菜、涼拌菜等，西餐中常用於配製沙拉的調味醬或浸製酸菜，日本料理中常用於製作壽司用的飯。另外，有消毒殺菌作用，還具有保健、藥用、醫用等多種功用。

人的血液、體液如果保持正常的弱鹼性，就能維持健康，然而一般的美食不少卻是酸性的。醋因為嘴巴嚐起來是酸性的，不少人會誤以為吃太多醋對身體不好。

其實，所謂的酸性或鹼性食品，是由進入人體內之後會使血液變成酸性或鹼性而定。醋能使身體變成鹼性的強鹼性食品，是保持身體健康不可或缺的。

沒有其他的東西像醋這樣容易得到又便宜，卻又能有益健康。

然而，市面上大多是甜味食品，對我們身體有好處的酸性物品，完全不見蹤跡。

這個傾向，特別是在水果方面更為顯著。比方說，如有原風味酸味的紅玉蘋果已不復見。水果店中只見甜味及外形漂亮的蘋果了。

梨子方面也是一樣，原本以新鮮的二十世紀為中心，現在則是很甜的高接梨奪得梨子首位。

橘子類經過嚴重改良後（其實是改惡），出現的都是甜得令人覺得發膩的品種。為了要將本味酸味的橘子，改良為甜味的橘子，必須使用走私進口的禁藥，這是馬虎不得的。

在此附帶說明一下，若使用以猛毒的砷為主要成分的農藥，可生產出很甜的橘子。

諸如此般，只吃甜食或將食品甜化的化學調味品，橫行於人的世界中，如今連小孩們也都患了成人病了。不只點心方面被甜色素污染了，連家裡必備的食物，每種都已被甜化學色素毒化，將有益身體的酸味去除。

2. 取代胃液的醋

沒有任何東西能像醋一樣，提供身體有益的運行。

比方說，維他命B_1及C是人體很重要的維他命素，鈣是很重要的礦物質。但是，胃液少的人酸化不充分，因此，維他命B_1及C在被人體吸收前，已被腸中的鹼液破壞了。而且原本鹼性的鈣，因腸中的鹼液而成粒狀，無法被毛孔吸收，最後只能無用地排出體外。

附提一句閒話，今日肺結核會成為老人病的最大原因，是由於逐漸老化後，胃液的分泌跟著減少，鈣的吸收也隨之轉弱之故。

但在這種情形下，若能喝醋取代胃液的功用，就不會有上述情形發生。

因此，喜好喝醋的人，體內酸化作用旺盛，而且由於肝臟運作良好，因而健康。男性身強力壯，女性則肌膚雪白光亮，都是帥哥美女。

因而，到現在仍不喜歡喝醋的人，從今以後，儘量早日開始多多飲醋，一定能保有健康。醋的功用愈早飲用愈好，愈老則功效也愈差。

如前面所提的，世間充斥著許多危害身體健康的超甜食品及調味料，若想防衛只能留心每天早晚多飲用醋了。

3. 醋可以消除疲勞防止生病

自古以來，即傳說「感冒是百病的根源」或「疲累是百病的根源」。我們也可以換為「醋是百病的特效藥」。

醋有去除疲勞、防止生病等效果。值得附帶一提的，雖說是「特效藥」，但事實上是一種食品，完全沒有藥的副作用。

二十歲左右，不論多麼辛勞工作，而感覺疲勞時，只要經過一晚的安眠，隔天早上起來，就全然無事了。這是因為肝機能良好，在睡眠中，即可將一天內所有的疲勞消除殆盡。

但是，三、四十歲後，隨著年齡的增加，已無法如此安然了。因肝機能衰退，以及工作、家庭方面的責任加重，所囤積的壓力。導致疲勞也就日復一日地累積下來。

現今，想去除日復一日累積下來的疲勞，而飲用許多的保健藥，或市面上販售的健康飲料，倒不如飲用擁有自然療效又便宜方便的醋更適合。

醋及枸櫞酸（citricacid）的強力效果是立可見效的。飲用後不久，即可感覺疲勞減輕，二小時後則完全去除。懷疑「怎麼可能？」的人，為慎重起見，可將飲用醋及枸櫞酸前的尿液，和喝後二小時的尿液作一比較。後者的尿色一定是澄淨，這是無庸置疑的，不外是因醋有淨化血液的功效。

如果是不喜見尿液顏色者，可用PH試驗紙作實驗。

的確很難為疲勞下定義。比方說，酒醉後的痛苦，宿醉也是因超過肝臟的負荷能力的酒精濃度而引起的。

如前所說的，年輕時即使疲倦，經一晚安眠後隔天即可痊癒。但是，隨著年齡的增長，因恐懼疲勞之事，凡事也變得消極。

在此情形下，若能於日常多飲用醋，而且常吃肉、魚、雞蛋、植物油、青菜等，可輕鬆去除疲勞。

要將醋的良好效用廣為人知，首先要從占有國民大多數，及無論職場或家庭皆為中心人物的中老年者開始，這能為社會帶來莫大的好處。

衷心希望能讓更多的人知道醋的好處。醋不僅能消除疲勞，也能促進身體活動機能，使人「精神充沛」。

4. 克雷布斯博士的「枸櫞酸週期學說」

用醋消除疲勞，是根據一九五三年獲得諾貝爾獎的英國學者，克雷布斯博士的「枸櫞酸週期學說」初次賦與理論。

所有的生物，都是食用營養物，然後在體內燃燒，產生熱能。至於如何燃燒，在學說裡解釋得很清楚，確實是一項偉大的發明，不愧是得到諾貝爾獎的學說。

「枸橼酸週期學說」被正式命名為「三碳素酸環說」。在此無法詳述，僅扼要介紹其結果。

體內將澱粉轉成葡萄糖，蛋白質轉成二十幾種的氨基酸，將油分解成甘油及脂肪酸，將食物分解成最小分子，稱為消化。

如此將食物消化利用，大部分是以酵素及維他命的推動，經由醋的幫助而燃燒。

燃燒至最後，依營養分中的草酰乙酸（oxaloacetic acid），首先轉換成枸橼酸，然後依序是琥珀酸、蘋果酸、α—酮戊二酸，接著轉變成醋，產生熱能，最後成為碳酸氣及水。

而且到最後的草酰乙酸，或是回到最初的枸橼酸的循環，這通常稱為「克雷布斯的週期」，或是經由枸橼酸的來回運作而稱為「枸橼酸週期學說」。

以上有關的消化，是很早以前即了解。而在何種狀態下會產生燃燒，將之用在核子武器開發上，有驚人的進步，特別是近代物理學上的發展更是一日千里。

每日的食物在體內分解表

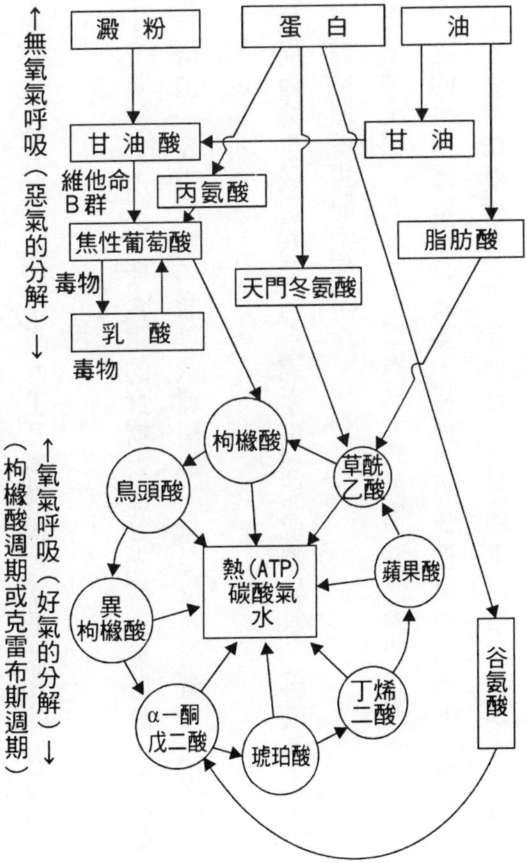

註⑴枸櫞酸週期運行若順利，即使產生疲勞之源的乳酸，也會很快消失不見。枸櫞酸週期運行的關鍵在於草酰乙酸，枸櫞酸等最終成為草酰乙酸，這些酸促使枸櫞酸週期運行順利。

⑵焦性葡萄酸是種麻痺神經的毒物，而乳酸是使血液呈酸性及令肌肉硬化之物。

⑶有關ATP發生的解說，得力於利普曼（美）的大力協助，克雷布斯、利普曼二人於一九五三年因此功績得到諾貝爾獎。

⑷有關ATP發生的細部解說，現令說來更加困難，至今仍無解。

在解說「燃燒」方面，克雷布斯博士的學說，確實有其偉大之處。

其道理就是，將所食用的東西在體內燃燒，而簡單的釋放出所謂ATP（Adenosintriphosphat 三磷酸腺苷）的熱能。

澱粉、蛋白質、油等，都是補充身體機能的必須物，其中大部分為熱能，總之，用於產生ATP。這個生產ATP的過程，就是世人所說的「克雷布斯理論」。

如二十三頁圖表所示，所食用的食物大部分先轉為枸櫞酸，然後變化成烏頭酸、異枸櫞酸、α—酮戊二酸等八種醋酸。量是依次遞減，而後成為ATP及碳酸氣，再成為水（尿和汗）。

至於如何轉換生成這八種醋，或產生熱能或碳酸氣，再成為水，這是因體內細胞中有線狀體產生酵素作用。

克雷布斯博士在一九三七年發表以上的「枸櫞酸週期」學說。

幾乎所有的生物都是呼吸氧氣，將食用的營養素加以變化，因而得到賴以生存的精力。克雷布斯博士是世界上首位將最根本之事，加以「這事就是如此而來」搜集證據，並提出其具體說明的學者。

截至目前為止，世界上所有學者競相研究，卻未能有結果發表。當然，世界其他學者，一定也會針對「克雷布斯學說是否有誤」加以追蹤試驗。

戰爭對人類而言，實在是個大悲劇，絕不希望再次發生。但非常諷刺的，學術在戰爭的過程中，卻有很大的進步。這是因任一方都想打贏戰爭，不惜人力與財力，全神貫注研究的緣故。

原子彈揭開第一幕，根據這個，產生利用放射性同位元素的研究手段，對各方面的發明研究人有幫助。當然，也應用在「枸櫞酸週期學說」中。

世界各地的學者對「枸櫞酸週期學說」所做的追蹤試驗，不僅未對其產生任何動搖，反而增加其確實性。這個學說起初只是說明葡萄糖的燃燒過程，而且很清楚的說明「蛋白質和脂肪最終都在這個週期中燃燒。所有的營養素都會進入這個週期中」。

如此了解了生物的生存根源，然後對於「為何孩子會和雙親相似？」的遺傳問題產生關心，而了解了「遺傳因子即是核酸之事」。核酸構造中的部分有五碳酸，利用這個發現了五碳酸、磷酸週期。這全是依克雷布斯博士的「枸櫞酸週期學說」衍生出來的。

根據這些功績，克雷布斯博士和利普曼博士共同得到諾貝爾獎。之後，「枸櫞酸週期學說」成為最高級的分子生物學書籍，為各種教科書所採用。而且不單止於學術上的定論，現在已成為科學的真理。

5. 醋帶給所有生物精力

然而克雷布斯博士發現「三碳素酸環說」的動機極為單純。培養細菌時，在細菌培養液中加入少許的醋，結果氧氣消費量大增，碳酸氣排出量也增多。

總而言之，注意氧氣消費量增高，碳酸氣排出量增多是為動機。也就表示，一加入醋，就會使得細菌的活動變得活潑，吸收較多量的氧氣而排出大量的碳酸氣。

由此可知，醋不僅和人體有關，也可帶給所有生物的精力。

為何醋會帶給所有生物精力呢，那是因為醋能順利產生促進身體賴以為生的熱能，而且對食物的消化能夠完全吸收，甚而促進體內的新陳代謝，換句話說，即是可使新舊東西的更新加速。

在此作用中，對人體活動不可或缺的是熱（ＡＴＰ），而且人體之能活動是無數複雜的酵素，慢慢一點一滴的活動累積。酵素中若缺乏醋（乙酰），則成不活動之物，即缺乏活性化。比方說，重要酵素的輔酶（coenzyme）A是促進活動之物。

養雞方面，在雞的飲水中加入適量的醋，就不會發生梅雨時期掉毛、停止產卵。雞的掉毛就如人類得到傳染病的腸胃傷寒病一般，身體非常衰弱。這種情形可用醋以達預防的效果。

所謂週期，勿庸解說即知道是來回遞流。

植物利用太陽的熱和水及碳酸氣製造澱粉，這稱為「光合成」。此時的克雷布斯的週期是逆迴轉，先產醋，繼而將醋轉變成澱粉。

週期，就如風車般，有風的日子裡，風車運轉情形良好則表示健康；迴轉若停止則表示生命終止。其間的迴轉狀態，情況並不良好時，表示生病或疲倦。

週期無法順利運轉時，體內就會殘留燃燒的渣滓。這燃燒的渣滓稱之為「焦性葡萄酸」。它是麻木身體之毒，因積存焦性葡萄酸而引起的病，最具代表的就是腳氣病。

焦性葡萄酸的水分一旦結合為氫時，就會產生乳酸，相反地，去除氫也可將乳酸轉換成焦性葡萄酸。乳酸一消失即轉回焦性葡萄酸，然後是碳酸氣及水。

乳酸會使血液呈現酸性，而造成身體發酸，肌肉硬化產生痛楚。隨著量的增加，也就出現肩膀酸痛或腰痛的症狀。痙攣或死後身體硬化，都是乳酸積存的結果。

身體疲倦時的尿液呈混濁色，這是因積存體內的乳酸排出少許之故。乳酸是疲倦之源。

但是，這只限於身體所製造的乳酸，與食物中的酸乳酪是不相同的，請勿誤解此點。

在此附帶說明，食物中的乳酸，可消除腸中的壞細菌，促進維他命B_2的活動。只是這種乳酸若不攝取多量，則達不到效果。

疲勞的元凶乳酸，可少量轉換成尿液排出體外，入浴、體操、按摩等，都可以促進血液運行，對安眠十分有幫助。

6.循環的週期

循環的週期，酵素和維他命B_1為一組，之後是醋。這二者之間共同運作的情況良好，即表示健康。

但是，若說到這組東西何者較重要，則應是醋較重要。運作時若只有醋而沒有酵素及維他命B_1時，仍是能運作且消除疲勞，若是只有酵素和維他命B_1的話，則無法運作。最好的是酵素及維他命B_1充分配合醋的運行。

首先，身體中有許多的酵素，因而不須擔心。

維他命B_1有幫助酵素活動的功用。和羧化酶（carboxylase）酵素結為一體運作，並借助維他命B_1之力，完成第一次運行。總之，維他命B_1相當羧化酶的手腳。

維他命B_1雖可根據腸中細菌生產，豬肉、鱈魚子、大豆、紅豆、小米中含量甚多。只是這B_1和B_2及C一樣，無法久留體內，多餘的部分，一、二小時內會隨尿液排出體外。

維他命B_1對所有的碳水化合物及半數的甘油，及許多的氨基酸中的丙氨酸等，都是必需之物。每日的必需量大約一毫克左右。

再者為了要讓B_1完全發揮功用，必須自酵母中攝取多量B_2複合體。

另一方面，即使特意攝取了維他命B_1，也有可能喪失其中的硫胺分解酶（Aneurinase）。硫胺分解酶是由枯草菌中的硫胺分解酶菌所產生的酵素。

在稻稈上或榻榻米上多有附著此菌，日本人每日吃進相當多量的硫胺分解酶。

很幸運的，大蒜及蔥可去除這些不合適之物。大蒜及蔥中含有的維他命

B_1，附有多量的硫黃，可久留體內，且不會被硫胺分解酶破壞。

另外，由於大蒜及蔥特殊的異臭成分，可將蒜素與維他命B_1相結合，比維他命B_1更強，產生對人體更有益處的維他命B_1。這就是「新維他命」，很受世人歡迎。

在此附帶一提，基於這個原理，將之改良成為市面上銷售的丙硫硫胺。

大蒜自古即被喻為「除魔」之物，成「百病之藥」。但是，上述原理被發現前，係因含有少許維他命C，但因其異臭味而被視為沒有多大功效。

克雷布斯博士發表「三碳素酸環說」之後，也得知若體內缺乏維他命D時，週期也無法順利運轉。

一天中必需的維他命D，夏天約五分鐘，冬天約三十分鐘左右，不需透過玻璃，在家中的陽光已很足夠。

這個維他命D和A情形相同，攝取過量時，主要部分會積存肝臟內。

維他命D在秋刀魚、肝臟、乾鰻魚、蛋黃中含量甚多。

自然的構造完全是很順利的，即使不喝醋，人類的身體中會適當的產生酵素、維他命B_2、維他命C等。因此，日常中多吃這些食物是很重要的。

在許多食物中都含有維他命B_2，特別是鹹鱈魚子、蘿蔔、雞蛋、大豆、蛋黃等含量最多。

新鮮的蔬菜、水果、綠茶中都含有維他命C，含量最多的是蘿蔔、柑橘、檸檬、蛋黃、肝臟等。

但是，以上所提的維他命B_2和C，無法久存體內，必須每天攝取。若維他命B_2和C缺乏時，會引起疲倦或各式各樣的疾病。

·重要的草酰乙酸

芬蘭的皮魯塔內，於一九四五年以「草酰乙酸的研究」獲得諾貝爾獎。

白飯的澱粉是葡萄糖的集合體，肉是各種氨基酸的集合體。魚蛋白質及脂肪、甘油等，最後會在「枸橼酸週期」中轉換成以枸橼酸為首的八種醋（有機酸），週期迴轉時含熱物質的ATP、即三燐酸腺苷及碳酸氣會轉變成水（尿和汗水）。

轉換時，成為迴轉中心的是草酰乙酸，若缺乏此物時，週期無法圓滑迴轉。

但是，由於這草酰乙酸是一種易變化的物質，無法當作藥使用，而且必須充分補給維他命C及B_2等。

另外，草酰乙酸中，有特殊的「脫碳酸」能力，因此一旦不足時，格外容易感覺疲勞。

用醋消除疲勞是利用上述八種醋轉換，使運行的作用能順利進行，不產生疲勞之根源的焦性葡萄酸（丙酮酸 Pyruvic acia）及乳酸。或將在這之前的疲勞根源去除。

人體不感覺疲倦時，肌肉呈柔軟性、血液呈弱鹼性，表示健康正常之意，尿液也是呈現澄清色，自然能擁有最高極限的抗病能力。

7. 秋谷博士的實驗報告

如上所述，英國的克雷布斯博士，發現醋能使細菌活動力加強，但是，將此理論再深入研究，得知醋能消除疲勞，第一次在世界上發表的是東京大學已故名譽教授秋谷七郎藥學博士。

秋谷教授於戰時任職東京大學藥學部長，當時的海軍向秋谷教授請教有關「潛水艦內的味噌發霉，有沒有解決辦法」？

教授告訴他們「若是如此，只須於味噌中加入枸櫞酸即可，也許會使味噌變酸，但這酸性是無毒的」。海軍遵照教授的指點實施，於是使用酸味噌的潛水艦中，不僅漸漸無人生病，而且比以前更能忍耐長時間的潛行。

秋谷教授非常高興不經意下的發現，「這令我得到珍貴的結果，枸櫞酸消除了組員的疲勞，促其精神充沛」。

之後，教授親自飲用枸櫞酸、醋酸、乳酸、酒石酸等物，和東京大學藥學部的人共同研究，一九五六年發表「有機酸的攝取使得尿成分產生變化」的論文，從此以後，教授只要一有機會，一定利用演講或廣播告訴人們醋的重要性。

8.酸與鹼

醋的重要作用是對人體進行大掃除，讓健康者更健康，病弱的人，治其病弱處。

人體內因有無數的酵素活動而藉以生存，將此再加以細分，酵素中有電子、陽子小物質活動。

這個活動就如電氣作用般的微妙，體內大掃除無法充分進行時，活動也就無法順利運行。

枸櫞酸週期是生命活動的根源，不僅產生能源，讓生命體內的活動迴轉順利，消除體內疲勞，更重要的是它對人體的大掃除。

若將經過大掃除後的體液進行檢查，可知ＰＨ約為七．二左右的弱鹼性，這時的狀態可稱之為「健康」。

病弱者的情形，則令人體自行產生抗體，治療疾病、加強病弱處。

這裡所說的ＰＨ，是表示氫離子濃度之法，中性者為七．〇，低於七以下者為酸性，以上者為鹼性。血液的ＰＨ為七．四，唾液及尿等為保持血液的弱鹼性而承受酸，因此，比血液還要稍偏酸性。

酸性的酸及鹼性的鹼，很難明白解釋，簡單地說，溶液中有釋出電子性質的酸，及接受電子性質的鹼。氫離子即是電子的量。再者，所謂的酸（醋）味即為氫離子，也就是電氣之味。由此可知，舔乾電池時會有酸味的感覺。

正常的健康體，應酸鹼平衡。若失去平衡，人體會發燒、出汗、嘔吐、下痢、昏睡、抽筋等症狀。無論如何最好保持平衡。

比方說，深呼吸過久時，體內的碳酸會隨之減少，使得鹼過剩，而陷於危險狀態。因此，感覺暈眩的警告指示，此時，需立即停止過度的深呼吸。

人體的體液，保持鹼性是很必要的，如今已有許多人知道這件事。在初期的鈣醫學裡，曾有記載「醋會使骨質及牙齒溶化，最好不要多食」，如此不符合科學的說法，如今已不適用。現在是為「醋將體內的血液轉為鹼性，是鹼性食品」，只是醋和「鹼性食品」之間意義不同。

多加飲用醋，使體內進行大掃除，使體液偏向酸性，消除疲勞，恢復原來的弱鹼性，不適合稱為「鹼性食品」。

再者，現今許多人說：「肉、魚及雞蛋都是酸性食品，請勿多食。」這也是不適用於今日的論調。現今應是多食肉、魚、卵的動物性蛋白質及醋。

自古以來，枸櫞酸係含於廣為人用的梅乾、橘子、檸檬中，無副作用，有自然的療效，這是相當確實的。至目前為止，許多病症連醫生都束手無策，尤其以肩膀酸痛為首。不知發病原因，只稱以曖昧不清的名稱「本態性之故」的病非常多。

古板的營養學者，或是那些「御用學者」說「攝取醋酸，就像水車團團轉一般，可將毒物全排出體外的說法，完全偏向克雷布斯一方，是不正確的。」這大概是反駁「攝取醋及枸櫞酸，枸櫞酸週期立即能順利運轉，燃燒體內積存的有益物質焦性葡萄酸及乳酸，使得血液成為正常性」的主張。

現在居住於日本富山市的元富山大學教授今村先生，是被稱為「法醫學之神」的已故古畑種基教授的門生，並且以「新血型Q的發現及遺傳的研究」得到遺傳學會獎的高材生。

古畑先生和秋谷七郎博士，同為法醫學的學者又有朋友之誼，基於此層關係，今村先生對於秋谷博士的枸櫞酸亦感興趣，而於一九六六年發表「枸櫞酸液注射的臨床，特別是有關PH的變動及疾病治癒方面的療效」的臨床論文。

這是很珍貴的研究結果，但文的內容又長又難以理解。僅將有關枸櫞酸液注射而療效顯著的功效加以介紹如下：

①子宮癌出血，②機能性子宮出血，③月經前的意識混濁，④胃潰瘍及十二指腸潰瘍，⑤低血壓症，⑥陰道搔癢症，⑦慢性濕疹，⑧食物中毒紅斑，⑨癲癇病發作，⑩末梢神經麻痺。

再者，枸櫞酸液是枸櫞酸裡加入重碳酸鈉之故，非常便宜即可購得。

總之，秋谷七郎先生及今村昌一先生，為世界上眾多支持克雷布斯博士的日本醋博士支持者。

9. 有關疲勞及枸櫞酸

單純疲勞兩字，在學理分析上有①疲勞素的積蓄說、②力源的消耗說、③神經說、④膜滲透性變化說、⑤未知因子活力說等等。

正如困難學說所提，疲勞感是精神醫學的、心理學的東西，無法僅以肉體為中心的問題來解決。

比方說，肉體上的疲勞可因興奮而忘卻。證據可由戰勝時不感覺疲勞，但戰敗時卻強烈感到疲勞得知。因此，所謂疲勞是難以為其下定義的。在此，僅單純討論以肉體為中心的疲勞。

自古即知經由體液（血液、淋巴液、唾液等）逐地變酸時，疲勞感也會隨之出現。體液是普通、中性、弱鹼性時表示正常。一般認為係因體內酸生產過剩，積留體內而造成酸性體液，這些酸性物質有乳酸、磷酸、硫酸三者。乳酸被認為是主要造成酸性體液的酸性物質。

以前，陸海軍也曾調查過疲勞與ＰＨ（氫離子濃度）關係，得知疲勞時較普通時的唾液呈現酸性反應。

神經對ＰＨ值是非常敏感的。ＰＨ七・二與七・二五或七・二三雖然相差無幾，但神經卻能敏銳的感應出來。酸性反應對心理應大有影響。

身體所攝取的碳水化合物，是經由澱粉轉變為葡萄糖、肝糖貯藏體內，充當運動或勞動時的能源，透過血液轉送身體各部位，利用燃燒轉為焦性葡萄酸（丙酮酸）而成為乳酸、碳酸氣、水。

碳酸氣被送至肺臟，在呼吸時被排出體外。對於攝取蔬菜、水果中鉀、鈣含量甚多的人，鉀與鈣在體內轉換成重碳酸鈉、重碳酸鉀或重碳酸鈣溶於體液中，這為鹼性。多餘的碳酸氣轉成重碳酸鹽固定於體液中，甚而過剩之物以碳酸之形殘留，導致體液的ＰＨ呈酸性。

母體透過胎盤傳送營養或氧氣給體內的胎兒。生產時胎兒出了母體外後剪斷臍帶，切斷氧氣補給而呈現短暫的窒息狀態，血液中不能轉化成重碳酸鹽的碳酸氣殘留，而成為酸過多症（acidosis Azidose）。這個酸性血液刺激腦的延髓，延髓呈現興奮狀態而發出第一聲哭泣，開始呼吸。

在我們的體內，何種原因會得酸過多症，由經常發生之事引起。此種酸過多症會使人心情不悅、容易發怒。

焦性葡萄酸被稱為生體觸媒，擔任潤滑油的職務，接受助酵素群（主要是維他命B群）的作用，聯合多種酸素的燃燒，轉成碳酸氣及水而產生熱量。脂肪及蛋白質最終都被導入這個週期裡。

此時，焦性葡萄酸結合早已積存在體內的草酰乙酸轉換成枸橼酸，開始一個接一個的運轉。草酰乙酸若缺乏，整個循環就會不順暢，這是因為沒有轉換成枸橼酸而成二乳酸。這個乳酸隨著血液而行，最後隨著尿液排出體外，若未排出者則積存體內。為了促進血液的良好循環，勞動後作柔軟操或部份按摩，都能有效消除疲勞。

酸性物質對於體內組織中的蛋白質有親和性。因此，若於牛乳中加入酸性物質混合，牛乳中蛋白質裡的酪蛋白會急速轉成膠質而沈澱。

克雷布斯的週期表

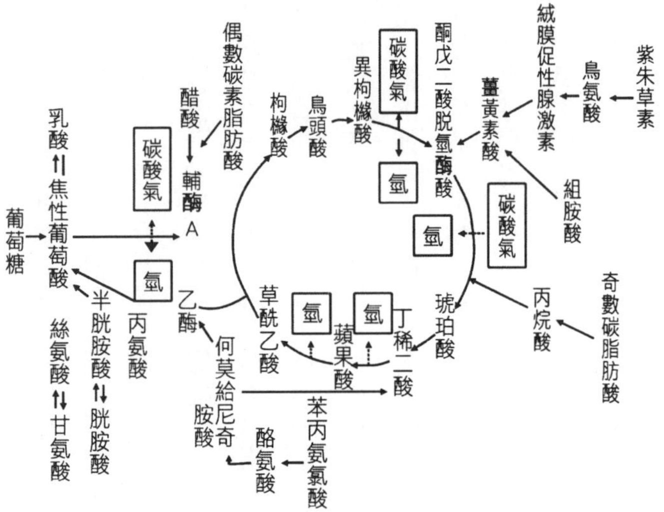

我們的身體內所積存的乳酸，同樣會和肌肉的蛋白質相結合而轉成乳酸蛋白。這種蛋白會硬化蛋白組織，這也是形成肩膀酸痛或腰痛、引起疲勞、動脈硬化的原因。

動物死後肌肉會馬上變硬，稱為死後硬直，但經過不久後肌肉會再度變軟。這是身體本身因消化產生乳酸轉成乳酸蛋白凝固而硬化。

呈現此種酸性狀態後，身體本身的消化酵素變得容易活動，令細胞自溶酵素（cathepsin）開始消化，而使身體逐漸變軟。

10. 尿液可知健康狀況

人的健康與疾病是否可由尿液輕易得知呢？經觀察數種不同生活環境下尿液的ＰＨ，得到如下結果。

尿液的ＰＨ並不單純的依攝取的食物而變化，它也會依勞動而做大變化。

健康狀態下，不做激烈運動時，尿液的ＰＨ必是七・〇十一〇・二左右，亦即是六・八～七・二之間（從一至十四所表現的ＰＨ值，以七為中性基準，以上為鹼性，以下為酸性）健康狀態的好壞由血液ＰＨ可知。

反之，疲勞時ＰＨ值為五・八～六・四，酸過多狀態的糖尿病患數值為五・八～六・〇。因此，以前治療這種病患是加強鹼性來中和酸性，可稍微減輕症狀。

中暑也是一種酸性過多的症狀，只要讓中暑者喝碳酸氫鈉加上酒石酸的混合液即可治癒。

健康時應呈現偏鹼性的尿液，在經由過度激烈運動或勞動後吃油炸食物、肉類、糕餅類等的酸性物質後，也會呈現低於七・〇以下的酸性反應。

這影響會明顯出現在食後二小時。若想測知，可購買市面上販售的B・T・B試驗紙，自行檢查即可簡單得知。

將排泄出來的尿液加入黃色試驗紙，若顏色由綠色轉成藍色則為鹼性。若顏色為黃色則為酸性，表示乳酸含量過多。

在日本北海道國立第一療養院裡，對結核患者而病情差不多者進行安靜療法，測量尿中乳酸含量，得知結核患者的含量是正常人的三倍至數倍。結核患者皆呈現酸過多狀態，即使激烈運動後尿中的乳酸量也是一樣，表示結核患者代謝強，即使安靜狀態中消耗也很激烈。

因此，體內如前所述的克雷普斯週期表，加入維他命B_1或B_2或C即能產生效果。這是克雷普斯週期的酸化還元，因圓滑進行乳酸量減少之故。

特別是對結核患者，B_{12}是最有效果的。

第二次世界大戰時，濕度極高的潛水艦內，對於賴以補給船員鹽分的味噌，因濕度過高而發霉之事大傷腦筋。於是就想出酸性味噌應該可行！加上枸櫞酸可以很便宜買到，又不產生毒素，因此，想出了味噌中加入枸櫞酸。

如此一來，味噌不再發霉，而且還出現一個有趣的現象。得知組員吃了添加枸櫞酸的味噌後，較他人不感覺疲勞的事實。

從這件事，可想疲勞和枸櫞酸之間一定有關聯，反覆做實驗後，得知枸櫞酸和防止疲勞間有重大關係。血液的成分中，乳酸含量增加時，即感覺疲勞很早就得知，血液中乳酸一增多，很自然地也應會多尿。因此，若喝了枸櫞酸，尿液中會出現何種結果呢？實驗了數次——

首先，吃枸櫞酸含量最多的夏橘，看其有何影響，結果如預期般。但是，又想到夏橘也含有多量的維他命C，心想也許是維他命C的作用，於是將枸櫞酸加水溶化，由於太酸又加入碳酸氫鈉混合後才喝。所得結果和夏橘相同，觀察喝後二小時的尿液，比較喝了枸櫞酸的前後情形，得知尿液由酸性轉成鹼性。

吃完豬排飯後二小時，尿的PH顯示五・八，同時喝了五公克的枸櫞酸後，出現六・九～七・〇。這和吃一個枸橼酸含量甚多的夏橘有同樣效果。

夏橘一百公克中含有三十毫克左右的維他命C，更具效果，由此可知夏橘中的枸橼酸可防止乳酸的生成，而疲勞也就難以形成。

喝枸橼酸五公克，相富於飲用醋酸一・五公克，兩者有同樣效果。食醋一百ｃｃ中約含有四公克的醋酸，因此，於飯後或激烈運動後飲用五十ｃｃ左右的醋，對預防中暑或消除疲勞相當有效。

醋喝再多也對身體無害，只需注意不良廠商所製造的成品，其中可能加入微量的鹽酸或硫酸。若是良質的釀造醋，必能感覺香味及柔柔的醋味，合成醋則有刺鼻的臭味。

胃機能較弱的人，多飲用醋對身體也無害處。不喜歡食用酸性物質的人，可於醋中加入碳酸氫鈉或砂糖綜合飲用。夏橘中加入砂糖或牛乳，食用更加美味可口。加入砂糖食用可以感覺更好吃，因為感覺酸味的舌神經表面已被甜膜覆蓋，無法感覺酸味。

洗過澡後血液循環順暢，因而暫時覺得清爽，但經過不久後又感覺倦怠，這是因為水溫高於體溫，刺激代謝增加乳酸，因而形成疲勞感。

夏天感覺疲勞是因室外氣溫高，和水溫高一樣的道理。因此，夏季中清爽醋酸食品受歡迎是有理可循的。

孕婦的身體因為代謝較旺盛，容易產生乳酸的生理狀態，自然而然想吃夏橘或酸梅類的酸性零食。運動選手喜好食用檸檬或柑橘等物，都是為了幫助消除疲勞倦怠感。

以前馬戲團都會餵食買來的孩子們飲用醋，以使其骨質軟化，柔軟其身體。事實上並非骨質已軟化，而是因組織細胞中無法製造乳酸蛋白，使肌肉變軟。

與克雷布斯週期變化有關的酸類物質——枸櫞酸（自夏橘、檸檬、柑橘、梅乾中可取得），琥珀酸（自清酒、文蛤、蜆中可攝取），蘋果酸（自蘋果、梨、櫻桃中可取得）、谷氨酸等，儘可能多吃。

想在家中自行飲用枸櫞酸的人，可以每次將二・五～五公克的枸櫞酸，加水或茶調和飲用。若怕酸，可再加入碳酸氫鈉或砂糖。對動脈硬化的預防、恢復疲勞等大有功效。

第二章　醋、枸櫞酸及每天的健康食物

1. 醋的提煉、枸櫞酸

●枸櫞酸的性狀

飲用過多種醋品，未曾有如枸櫞酸般的寶物。有關枸櫞酸的性狀敘述如下。

無色或白色結晶性粉末且無臭味。含有枸櫞酸九九・五%以上。易溶於水，隨著時間消逝會將內含的結晶水蒸發，而成冰砂糖狀的一〇七%的無水枸櫞酸。

味道方面，是醋中最好喝且具有爽口感的。

是鹽酸的一百八十分之一，醋酸的三分之一的微酸。COOH是有機酸（含有碳的酸，請視為醋）中的一種醋酸。枸櫞酸有三者，它具有醋酸三倍的內容，醋三分之一的強度，開始時OH會有甜味產生。

●枸櫞酸的製法

以前提煉自檸檬或夏橘，現今則應用枸櫞酸週期的澱粉發酵法，於世界各地大量便宜地生產，此事對於愛醋者是值得感激。

醋　酸　CH_3-COOH

枸櫞酸　CH_2-COOH　＋結晶水

$$HO-C-COOH$$

$$CH_2-COOH$$

（C＝碳　O＝氧　H＝水）

●枸櫞酸的用途

目前有三種枸櫞酸：(1)藥局方用，(2)食品添加物用，(3)工業用。此三種的內容概述如下：

(1)藥局方用＝消化不良、止渴、增進食慾、胃酸代用等，特別是枸櫞酸鈉是輸血用重要之物。而且也用於血沈（紅血球沈降速度）方面。

(2)食品用＝除了果汁、汽水的主要原料之外，作為酸味料的用途很廣。也用於增加酒的美味。約耳杓一杯量的枸櫞酸，將其加入威士忌酒或白酒內，不多久可使二級品晉身為一級品。

(3)工業用＝為製造印刷油墨不可缺少之物。可用於化學工業或家庭廚房的清潔用品。

再者，亦是化妝品不可或缺品。

「作為保健用，枸櫞酸是優於食醋十倍」內容雖為其三倍，而酸度卻只有三分之一，且具有天然甜味，3×3＋1之說雖有點牽強，你覺得如何？

事實上，好喝而且價錢也便宜。喝少量即具有喝多量醋的功效。有些產品為粉末狀，易於攜帶，飯後可立即連同澱粉紙服用。

再者，也可在家中調理健康飲料，也可作為化妝品、眼藥濕布藥等用途。

加入砂糖及碳酸氫鈉，也不影響枸櫞酸的效果，添加碳酸氫鈉時，枸櫞酸末梢會結合成鈉。再者體內的枸櫞酸和胰臟所產生的碳酸氫鈉相結合，成為枸櫞酸鈉被人體吸收利用。

枸櫞酸在非常災害時也有功用。若能在水中加入一點枸櫞酸後才開始處理飯糰的米，就可作又香又好吃的「壽司飯」。夏天裡也不容易腐壞，更令吃的人消除疲勞。

而且災害發生時，飲水也有害，很容易導致傳染病的流行，但是，若在水中加入枸橼酸才飲用，則不需擔憂被傳染，也能治癒喉嚨的乾渴。

附帶一提，疲勞時的血液呈現偏向酸性，為了稀釋這些酸過剩時會渴望喝水。

枸橼酸沒有任何鹽化鈉方面的副作用，無論做何用途都沒有妨礙，喝酒過量會致死，但是枸橼酸有酸味，無法一次大量的喝。因此，希望能自由輕鬆地飲用醋。

食品添加用枸橼酸是抽取自枸橼酸含有液，鈣與硫磺是必需物，但稍後會完全將這些去除。此點和自苯（benzene）中抽取的蘋果酸或琥珀酸，根本上是不相同的。

再者，鈣及硫磺都是人體必需的礦物質。比方說，大蒜對人體有相當的效用，那種強烈臭味的成分正是硫磺的有效成分。

2. 枸櫞酸的喝法

剛開始飲用枸櫞酸的人，一定會愁眉苦臉叫著「好酸」。但是，因它有益身體，再酸也得忍耐。自古即有「良藥苦口」的古諺。

最初的效用是飲用溶於水的枸櫞酸，能對自我健康做一測試。若喝了枸櫞酸後，口感很酸的食物卻感覺甜味時，表示身體狀況非常好。在所有的酸中，只有枸櫞酸會出現甜味。

因此，許多飲用枸櫞酸而得到健康的人，都愉快地詢問「最近的枸櫞酸中，是否加入甜料」。

但是，仍有許多人邊發抖邊說「為何要用如此酸的東西……」，也有勉強自己飲用而吐出的人。

疲勞或生病而使體液傾向酸性的人，由於枸櫞酸的酸味而感到吃力。另外，一噁心就嘔吐的人，是體內積存太多疲勞。喝了枸櫞酸後，會一度將疲倦分解，產生大量的碳酸氣而使得胸悶想吐。

這種情形下，「自己的體內，有這麼多的疲勞嗎？而且馬上能將枸櫞酸燃燒」，如此認為是件好事。

若被視為毒物，而說「不能喝太酸的東西」則大傷腦筋了。

或許，其中有人申訴引起胃痛。認為多吃肉或魚，反而令身體狀況不佳，因而吃飯只配以醬菜及蔬菜的人，胃壁薄得如紙般，只有胃液主體的鹽酸一百八十分之一強度的枸櫞酸，喝了也會覺得痛。這種情況的人請於飯中或飯後服用。

用澱粉紙包藥服用的人，雖可使用澱粉紙，但也請於飯中或飯後服用。胃中沒有東西可消化，枸櫞酸溶於水時，會因出力而感覺胃痛，且會引起嘔吐。

附帶一提，枸櫞酸在學理上是屬於弱酸，只有鹽酸的一百八十分之一的強度，再者，醋酸是鹽酸的六十分之一。

在極度疲勞時，平常已有定量飲用的人，請勿一次飲用大量枸櫞酸，因為一次大量飲用，會使你忙得連上化妝室的時間都沒有，彷如便秘的症狀時，所喝的枸櫞酸塞於腸中，「連說話時都能感受腸扭轉般的痛苦」。雖很快就痊癒了，也是大傷元氣。

將一百ml果汁中的枸櫞酸及蘋果酸的含量列表如下。

水果名	枸櫞酸%	蘋果酸%
橘子	○・八○	○・七○
甜柑	一・五一	○・○七
夏柑	一・六五	○・一二
檸檬	五・一○	○・二五
蘋果	○・○二	○・六五
桃子	○・二九	○・四一
草莓	○・七一	○・一四
葡萄	微量	○・四三
梅子	三・四一	一・五一

一天若飲用三杯醋，是一件不容易的事。何況相當於三倍的一杯，任誰都無法喝下。

若是枸櫞酸，不論腦中風或風濕病的人，每天或每隔一天飲用三勺醋（○・○五四升）相當於五克枸櫞酸，都不是苦差事，已提過數次，枸櫞酸完全沒有副作用。醋和枸櫞酸都是食品，都比葡萄糖早燃燒。

因此，有病的人最好早點開始喝枸櫞酸較好。枸櫞酸一溶於水即喝者，較原本已溶於水的來得好喝。

每天喝三杯的量，相富於喝醋一合（○・一八升）的量。

無論何種病人，治療疾病應是自身的事。因此，無論是何種藥好或者哪個醫生好？都需自己選擇。

但是，在這之前，無論罹患何種病，都需先將體內的疲勞消除，以使身體感覺輕鬆。飲用大量的枸櫞酸或醋，恢復身體的元氣，使身體向治病之道邁進一、二步。

比方說，抗生物質令細菌難以生存，而最後的一擊仍須仰靠自身的白血球。因此，若自身沒有元氣，特意用抗生物質也無多大助益。

此時，為貯存體力，將醋和肉、魚、雞蛋、植物油、青菜一起攝取極為必需。

再怎麼強調「醋可治百病」，但為時已晚的病，也束手無策。如此一來，為了不使病情繼續惡化，儘可能早點喝醋才好。愈早喝愈能改善體力，也就愈有功效。

比方說患重病的人，喝醋後確實能令身體感覺輕鬆。實在可以將醋視為最好的食品。

國人尚未確立國民健康權，對於每日不可缺少的氨基酸、脂肪酸、維他命A及C等的知識缺乏。幾乎所有的人都不知「該吃什麼才好」。

如此說來，需先充分食用肉、魚、雞蛋、植物油、蔬菜，不讓身體發生營養不良。但在這種情形下，也有人擔心攝取過量以上食物。若能同時攝取多量的醋，即能完全處理乾淨，不留有害物質。

3. 身體有病者的喝法

大量飲用枸櫞酸或醋時，依體質的不同，可能有暫時的下痢或便秘、身體發癢、關節痛、鼻頭變紅等。

這些症狀常見於患有動脈硬化症，或因風濕病而服用類固醇者身上，但是不必擔心，這些症狀只需二、三天自然會消失。

飲用醋或枸櫞酸而導致的下痢，適巧是一種釋毒作用，醋在體內進行大掃除，將體內積留的垃圾排出體外。

飲用醋而導致便秘或硬便者，這也有助於長期為痔瘡所苦的人，不需擔心。解除便秘的方法還是多喝水，喝醋時請配以大量的水。

身體發癢的人，大多是患有動脈硬化症者。醋會緊貼於血管末端燃燒，因而發癢。

這些情形都不需擔心，但是，若無法克服身體之癢，立刻用浸有醋或枸櫞酸的布抓癢。不論多用力抓都不會化膿或發炎，另外，若偶然因細菌或霉菌感染而發癢，也能治癒。

再者，長期飲用類固醇的人，因飲用枸櫞酸或醋而導致關節痛，可於痛處敷以浸有枸櫞酸或酸液的濕布，或浸泡枸櫞酸或醋的「藥洗澡水」試試看。

有如上症狀的人，至目前為止大都是因風濕痛而服用麻藥成分的類固醇劑壓抑病情，卻又疏忽體內產生毒素，未加以清除毒素，於是毒素愈來愈多，相對地，體內防禦生病的副腎皮質愈來愈萎縮，而導致循環不良。

醋或枸櫞酸可使副腎皮質恢復元氣，產生毒素抗體。關節痛的原因正是如此。此時產生熱，可將毒素之力減弱，易於消除毒素，但若太熱也會傷及其他部分，請用浸泡醋或枸櫞酸的濕毛巾冷敷。浸浴法更具效果，可使全身肌膚吸收醋及枸櫞酸的功用。

總之，在學理上不應有因喝醋或枸櫞酸而傷及身體、加重疾病、罹患新病等副作用，對身體是有益無害的。如果無法直接飲用，請配加其他副食品共同食用。

4. 副腎皮質荷爾蒙

至今已再三重複醋或枸櫞酸具有消除體內疲勞，使血液循環正常、治癒疾病等大功效。

這是因為醋及枸櫞酸中含有對保存生命最重要的副腎皮質荷爾蒙。這個事實可證於一九六五年得到諾貝爾獎的美國教授布魯赫及西德教授李然。

副腎皮質荷爾蒙，一定有許多人認為是類固醇或可的松之類的麻藥，事實不然。

副腎皮質所製造出來的荷爾蒙有七十種以上，大略可分為抵抗入侵體內病魔的礦質荷爾蒙（促進炎症，這個炎症可生熱去除病魔，殺死白血球）、攝取炎症的糖質荷爾蒙及性荷爾蒙三種。

在這三個種類之中，很恐懼的糖質荷爾蒙是被認為麻藥的一種。只要體內有病魔入侵，比方說，害蟲之毒或有害細菌等，一定完全將其消滅。身體進行掃除動作時，多少會產生熱或痛或發癢，係為正常，飲用或塗抹人造糖質荷爾蒙的醫藥品，會使熱度下降且止癢，使身體覺得輕鬆。

只是用藥場合，會使得入侵體內的病魔處理，半途而廢。副腎皮質的功用受阻礙，不再勤於分泌荷爾蒙，若經常服藥，會使病情更加惡化。

5. 動脈硬化並非肉食引起

醋或是枸櫞酸是將體內吃入的食物完全吸收，促進體內新陳代謝。但是這並非由體內生產或貯存，為了維持健康，必需小心注意每天的三餐飲食。若因食物攝取不良，意外造成肝臟負荷，極為不好。

雖有「肉、魚、雞蛋、油等都是酸性食品，最好不吃」的說法，這完全是無稽之談，世界上無人相信，不過，尚有少數人相信。

為何說它是無稽之談呢？有位老師曾做過實驗，將試驗品放入試管，試管加熱，觀察酸鹼度的變化。結果可知複雜微妙的身體內其結果與試驗相同，消化吸收完全無法想像。

根據這個試驗，比方說，被公推為鹼性食品的是海草。而幾乎有大半的陸上動物體內是不具有分解消化的酵素，幾乎是未經分解即排泄出體外。此事有許多人並不知道。

另外，也有人說「多吃肉、魚、雞蛋會造成膽固醇積壓，造成動脈硬化」。這也是大錯誤。會造成動脈硬化，是因壓力刺激內皮細胞的興奮。

相反地，若不食用肉、魚、雞蛋，反而會促進動脈硬化、腦出血等而早死。肉、魚、雞蛋、牛乳等動物性食品，含有不可或缺的氨基酸，而且和植物油中含量甚豐的脂肪共同製造卵磷脂，這卵磷脂會阻止膽固醇凝結成塊，而能有效地運行。因此，若不吃肉、魚、雞蛋等食物，就無法充分製造卵磷脂，促進動脈硬化的生成。

住在北極的愛斯基摩人，沒有人患有高血壓症。另外，蒙古人吃羊肉喝馬乳，而且只喝交換物的茶，卻精力充沛。再者，中國人善用豬油，幾乎所有東西都以豬油烹炒，然而腦中風的人卻不多。

沖繩是日本境內一個無病無災、人民最長壽之地。令沖繩人健康長生之法，仍是多食肉、魚、青菜。

只要是人，都希望能夠無病無災、長生不老。肉和魚都是高價食品，但不限定於昂貴部位。便宜部位的肉、便宜的魚、內臟、肝臟、沙丁魚、秋刀魚等皆可。吃法方面，若魚則從頭到尾都可食用。田圃中的蚱蜢也是很好的動物性食品。此外，蔬菜是最便宜的，海岸邊的海草即是蔬菜。

因此，只要稍微動動腦筋，即可以用便宜的錢買到充分的營養。

「這雖是拌醋的食品，但由於海帶及小黃瓜都是鹼性食品，對身體有益。」經常可聽到如上說法。認為酸性食品是「惡性病源」，只要單吃鹼性食品即可達到保健目的，認為如此單純的人特別多。

這是極大的錯誤想法。極端地只相信鹼性食品，反而破壞飲食生活的平衡，更容易招致體力不支，罹患疾病。

不論酸性食品或鹼性食品，都取決於所含礦物質的種類或量而定。

礦物質中，也因食物中所含的鈣、鉀、鈉、鎂、鐵、磷、硫磺、鹽素的量而決定酸性或鹼性。像磷、硫磺、鹽素等，含多量酸性礦物質是為酸性食品，鈣、鉀、鈉等，含多量鹼性礦物質，是為鹼性食品。

總之，決定於何種性質的礦物質含量較多。但並不表示酸性食品中完全不含鈣、鈉等物。

酸性食品、鹼性食品的代表物，前者有魚、肉、貝類、米、麵包、起司、白酒、啤酒等。後者有蔬菜類、水果、海草、牛乳、酒等。

以營養觀點來看，精力或蛋白源以酸性食品為多，維他命類或礦物質、纖維源以鹼性食品為多。

如前所提，我們身體的血液偏血弱鹼性（ＰＨ七・四）。因此，食用酸性食品的肉、魚食物等時，血液會傾向酸性，有害身體，如此自以為是者太多了。血液並不會隨著食用之物而更改酸性或鹼性。

身體中，有保持血液性質的「自動調整裝置」。血液PH偏向酸性時，即會釋出碳酸氣，降低酸性，腎臟也會將多餘的酸性成分慢慢地隨著尿液排出體外。

另外，血液中含有平衡酸鹼的中和物質，不會因食用肉或魚後，急速形成酸性化血液。

酸性食品被視為「惡性病源」，若僅強調鹼性食品，只吃好吃的肉或魚而完全不吃蔬菜，很容易導致維他命或鈣等礦物質及纖維不足。但若只吃蔬菜，則會導致精力及蛋白源的不足，而保不住身體健康。

總之，酸性食物並非惡性食物，不能只吃肉或魚或飯類而完全不吃蔬菜，食的方面不能偏食。改善飲食的方式，或者在吃的方面下點功夫，即使再怎麼多吃肉或魚，只要飲用醋或枸櫞酸，三、四十歲時決不會發生腦溢血、心臟病、腎臟病等，甚至死亡。

我們的身體是由肉或魚等動物性蛋白質組成的，若不充分食用肉或魚，很容易因體力衰竭容易出血，身體自然漸趨衰弱。

在西歐等地，自古即傳說牛豬是神為人而設，專門給人食用的，因而即多食牛、豬等。以科學觀點來看，西歐人當主食的麵包，對人體不可或缺的氨基酸含量不足，因此，單靠麵包是無法保有健康的身體。

和麵包比較，自古以來即為國人主食的米飯，氨基酸含量較多，因此，即使貧窮的農民，白米飯配以醬菜也能生存。然而這是不夠的，這往往造成體格不良，壽命也只有五十年左右。

人體中不可缺少的氨基酸，無法由體內自行產生，必須攝取自食物中的蛋氨酰等氨基酸物，此種物質，植物中也含有少量，然而只靠植物性食物是不夠的，不僅小孩子無法正常發育，成人也提早動脈硬化、多病，短命而終。

吃魚、肉時必須連同軟骨一起吃。它和醋或枸櫞酸一樣，可保健康及養顏美容。一般人大都將此軟骨捨棄不吃實在浪費。

動物軟骨亦可補充體內的軟骨，關節內的滑液主要成分即為軟骨。軟骨可助體內無數細胞相結合，其中的水分，會令女性肌膚如水般的柔美。

軟骨成分中含有古洛糖酸（gulonic acid）。以前古洛糖酸被稱為肝臟之藥，但是純粹的古洛糖酸服用後，數分鐘之間即被分解殆盡，成了碳酸氣及水對身體無益。

即使不特意飲用古洛糖酸，肝臟中可由葡萄糖生成。羅緞酸雖是重要的肝臟解毒劑，如果不是由身體中的肝臟將葡萄糖轉成古洛糖酸，則無益身體。

另外，軟骨的主成分為「軟骨素硫酸」（chondroitin Sulturic acid），軟骨含有硫磺。大蒜、韭菜有益於關節炎，其強臭味即為硫磺，硫磺有助於關節炎。

6. 改變以米飯為主食的習慣

漢藥中，「鹿茸」被視為最好的恢復青春藥。這是小鹿頭上長出的軟角。

另外，中國料理中最好的主料是由日本進口的魚翅，不管鹿茸或魚翅，皆具軟骨素成分，由此可知，中國人早已知道軟骨的重要性。

但是，不需花如此高價，即可得到軟骨素硫酸。鮭魚或鱒魚，含有多量軟骨，從頭至尾都可食用。鯊魚、鮭魚、牛尾及豬尾、雞的軟骨等皆含有軟骨成分，只要稍加注意俯拾即是。

很多魚店把鯊魚當成「下等魚」而不加以販售。但是，無論多高級的魚板產品，若不加入鯊魚肉則無法凝固。凝固魚板的材料正是鯊魚身上含量甚豐的軟骨素硫酸，無論如何一定派得上用場。

動物性食品對於體內活動有很大的功用，我想可能許多人會有「我知道動物性食品有助體內活動，但是，吃多少量都可以嗎？」的疑問。此種情形，若能配合大量的醋或枸櫞酸，將會完全分解，不會殘留有害物質於體內，可以安心食用。

「為維持身體健康，一定要吃米飯」的舊常識，應該將其捨棄了。甚至要向外國人看齊，多吃肉、魚、雞蛋吧。

「國人腸子較長，多吃穀物及蔬菜對身體有益」之說，實為無稽之談。由於不充分食用肉和魚，就如同胃下垂的人一樣，腸壁變薄因而延長的。

另外，有人說「多吃肉、魚、雞蛋，卻只吃一點蔬菜的人，會因便秘而早死」，這也是騙人的。老虎和貓都是肉食動物，但並不短命。

這種情形，多喝醋或枸櫞酸才好。由於肉和魚都是屬於吃少即有飽足感的食物，因此，排便量也少，有得到痔瘡的可能。

如果多吃油菜或疲菜等蔬菜，特別是，即使不吃蘿蔔及牛蒡，也不會有傷身體。

常聽到經常出國旅遊的人說「外國的三餐，很少見到蔬菜類的小菜，令人覺得身體疲勞」。但是，這並非少吃蔬菜而使身體覺得累，有可能是因時差，或是行程排得太滿，忙著趕場所造成的疲累。

另外，最近一些由倫敦、巴黎、羅馬旅遊歸來的觀光客說，巴黎的餐廳裡，桌子上放有醋及食用油，卻沒有醬油。甚至因「最後車站」而出名的羅馬德魯密車站，站前的早市可見蘿蔔葉及蒲公英葉，也有紅蘿蔔，但不見白蘿蔔。在旅途中曾想吃醬菜類，卻遍尋不著。

乍聽之下，令人有「確實如此」的深得我心感覺。先進國家的人，不食用醬菜食物或沒有營養的東西。

不論是歐洲的英國、德國等先進國家，因氣候寒冷，農產品種類很少，不足食物只能仰賴進口。因此，都是高價而不便多吃的食品，然而男女的體格皆比國人優良有精神。

他們即使不多吃蔬菜，也一定多吃馬鈴薯，因而不需擔心缺乏維他命C。維他命A也可經由動物肝臟或奶油中攝取，也不需擔心。

有句話「豐富中的貧困」，世界上最不需擔心蔬菜生長的台灣，有豐富的蔬菜種類，卻仍有許多人缺乏維他命C或維他命A，究竟是怎麼一回事呢？這是因國人大都欠缺食用蔬菜的常識。

蔬菜的可貴處在綠色葉子上，新鮮的油菜、菠菜類的蔬菜，攝取量為一天五、六棵左右，目測約三百公克即已足夠。而且並不限維他命C或A，B及E及K都可攝取到。甚者，鈣中也能攝取到鐵分。蘿蔔的葉子較莖部更有營養價值。

品名	一百公克攝取量中 維他命A 國際單位	一百公克攝取量中 維他命C mg	一日要量	每棵重量	備註
油菜	一、八〇〇	七五	A 一、九〇〇 國際單位（mg） C 六三	大約四十~五十g	油菜五棵重量約二百g，維他命A含量有一八〇〇×二・〇等於三六〇〇國際單位，維他命C有七五×二・〇×（一・〇減〇・四）等於九〇mg。每天維他命A及C之最少必需量為五棵油菜。※菠菜則需五・五棵以上之量。
菠菜	一、七〇〇	六五		約三十g	
茄子	二三	五		※調理時破壞程度 A：不變 C：減少約四成	
胡蘿蔔	四、一〇〇	六			
白蘿蔔	一、四〇〇	七〇			

※青菜中含有多種維他命及豐富的礦物質。
※菠菜中含草酸乙酸，因此食用油菜可能較好。

前面曾提到沖繩是日本第一個無病少災的長壽地。下面則是相反的例子。

雪國的人為了渡過嚴冬，都會醃製大量的蔬菜及蘿蔔。醃製蘿蔔乾時取下的葉子，經煮開後將其曬乾，這也是一種「過冬食糧」。

但是，這些食品正是導致短命的原因。醃漬過的黃蘿蔔及醬菜，不僅浪費人力，而且毫無營養價值可言。

醃製用的鹽大都是有問題的鹽物。醃白菜的情形，更稱不上是蔬菜，維他命A的含量為零，C只含有二九毫克。蘿蔔葉乾完全無任何營養價值，徒增排便量而已。將其煮熟並費力地擺放在屋簷前晾乾，所付出的燃料費與勞力都是白費，應該將此不良習慣革除。

然而現實中，一到晚秋，水溫更加下降時，可看到雪國的婦女們，費力地清洗大量蘿蔔及菜，將其用鹽醃製加以保存。如此費力的工作是很傷身體的，許多人因而生病。這裡所強調的「浪費力氣」或「應該革除」，正是針對上述不合理性的作法。

7. 垂手可得食品之維他命A、C含量

漢藥中，無論哪一種藥方大都會滲入陳皮。陳皮是橘子的皮，在所有水果

中，只有柑橘類的皮，即使加以乾燥處理後，維他命A及C仍絲毫不減。

因此，新鮮蔬菜不足的冬季時期，柑橘皮正是維他命A及C最好的補給物。但是，由於最近農藥使用不當，橘子皮上含有農藥，若不經意地經常食用，會導致肝臟疾病。

讓我們一起來了解七十四～八十頁表各種食物的維他命A、C含量。

※　　　　　※

隨著果汁機或榨汁機的普及，「新鮮果汁有益身體」飲用的家庭也隨之增加，其中，有許多人認為生胡蘿蔔汁是藥物而喜好飲用。但是，胡蘿蔔汁中只含有六毫克的維他命C。

另外，胡蘿蔔和南瓜及小黃瓜相同，都含有抗壞血酸氧化酶的酵素，將胡蘿蔔絞碎時會使酵素活化而破壞果汁中的維他命C。

因此，胡蘿蔔或南瓜類的蔬菜，還是烹飪過後才食用較適合。但是，若能加入醋或枸櫞酸，則能抑制抗壞血酸氧化酶的活動，連小黃瓜都能安全食用。

維他命A、C的含量（一天必需基準量A—一、九〇〇國際單位，C—六三毫克）

食品名	C 毫克	A 國際單位
青菜類		
油菜	七五	一、八〇〇
菠菜	六五	一、七〇〇
萵苣	六	一、六〇〇
綠茶	二五〇	七、二〇〇
抹茶	六〇	一六、〇〇〇
白蘿蔔葉	七〇	一、四〇〇
鴨兒芹葉	一〇	四四〇
朝葉	五五	二一、〇〇
荷蘭芹	二〇〇	四、二〇〇

食品名	C 毫克	A 國際單位
蔓忍	四〇	一、八〇〇
間蔬	七〇	九四〇
春菊	二一	一、九〇〇
蕪菁葉	七五	一、〇〇〇
蕪菁	一七	〇
艾草	二三	二、〇〇〇
韮菜	二五	一、八〇〇
芥菜	七〇	一、三〇〇
其他蔬菜		
胡蘿蔔	六	四、一〇〇

食品名	C 毫克	A 國際單位
白菜	二三	〇
花椰菜	一六〇	四〇〇
任生菜	四二	七二〇
野澤菜	五〇	七八〇
生菜	一三	七八〇
芹菜	一九	七二〇
紫蘇葉	五五	四、八〇〇
辣椒乾	一〇〇	一一、〇〇〇
生辣椒	八五	二、九〇〇
萵苣	一三	七八〇
蘿蔔鹹菜	六五	五六〇
綠豌豆	二四	一九〇
薇	一〇	二二〇
蘆筍	一二	一九〇
牛蒡	四	〇
黃瓜	一三	八五
蘿蔔（根）	一五	〇
山東大白菜	二〇	二八
甜椒	八〇	一五〇
葉蔥	三三	四八〇
蘘荷	五	二三
欵冬（蕗）	一二	三四〇

食品名	C 毫克	A 國際單位
南瓜	一五	三四〇
番茄	二〇	二二〇
茄子	五	二三
薤	一〇	〇
蓮藕	五五	〇
洋蔥	七	〇
蕨	一一	一〇
花椰菜	六五	〇
蠶豆	一五	二八
甘藍菜	四四	一〇
大蒜	一九	〇
豆芽菜	一六	〇
芹菜	六	一六〇
土當歸	三	〇
果實類		
柿	七〇	六五
葡萄柚	四〇	〇
椪柑	四〇	六〇
蜜柑	三五	六五
檸檬	九〇	〇
橘子	六〇	一〇
金橘（皮）	七〇	二六

食品名	C 毫克	A 國際單位
柚子（皮）	一五〇	四四
枇杷	五	四〇〇
西瓜	六	二一〇
香蕉	一〇	一五
鳳梨	一一	∅
桃子	一〇	∅
葡萄	四	∅
蘋果	三	∅
梨子	三	∅
杏	三	五六〇
草莓	八〇	∅
梅	六	六五
夏橘	四〇	∅
甜瓜	二二	三九
甜橘	四〇	〇
柳橙（汁）	三五	∅
櫻桃	一〇	二三
芋類		
芋頭	五	〇
山芋	七	〇
甘藷	三〇	∅
馬鈴薯	二三	∅

食品名	C 毫克	A 國際單位
鹽漬類		
野澤鹽漬	六〇	一、二〇〇
茄子鹽漬	四	二八
茄子米糠鹽漬	六	二三
黃瓜鹽漬	一一	一〇〇
蕪菁鹽漬	四七	七二〇
蘿蔔鹽漬	一五	〇
白菜鹽漬	二九	〇
山葵菜鹽漬	∅	一八
豆類		
豌豆	五五	三五〇

食品名	C 毫克	A 國際單位
大豆	∅	∅
紅豆	∅	∅
藻類		
乾岩海苔	三	一二、〇〇〇
乾燥青苔	四〇	一二、〇〇〇
乾水前寺苔	∅	二、一〇〇
乾裙帶菜	一五	一、八〇〇
裙帶菜	一五	七八〇
河川海帶	∅	三、七〇〇
真海帶	二五	五六〇
洋菜凍	〇	〇

食品名	C 毫克	A 國際單位
羊栖菜	∅	三一○
魚貝類		
八目鰻乾	○	一五○、○○○
鰻肝臟	○	一五、○○○
烤鰻魚片	○	五、○○○
泥鰍	二	五六○
油鮫魚	○	七○○
鯉魚	○	一○
鹹鮭魚子	九	五○○
若鷺（活）	○	一○○
香魚（活）	二	一二○
秋刀魚（活）	二	一二○
鰹魚（活）	○	一七
鮭魚（活）	二	二○○
肉類及其他		
雞肉臟	二○	四七、○○○
豬肝臟	二○	四三、○○○
牛肝	三○	四○、○○○
兔	一	一○
蝗蟲	○	五○○
雞蛋	○	六四○
鮮乳	二	一二○

註：以一百公克為基準計算

‧∅表示極微量

主要維他命的缺乏症

水溶性維他命					
一般名	化學用語	症狀	含量豐富食物	發現時間	發現者
B1	賽阿命	腳氣、神經系統、心臟的障礙	酵母、麥芽、無漂白的麵包、低脂肉、米糠	一九三六	R・R、威利耶姆民
B2	核黃素	眼、皮膚、黏膜上的疾病	酵母、起士、肉、動物的肝臟、動物的腎臟	一九三三	P・耶魯其 R、固依
B6	吡哆醇	貧血、皮膚炎、發育遲緩	酵母、麥芽、動物肝臟、馬鈴薯	一九三六	T・馬其 P・耶魯其
	菸鹼酸	糙皮病、皮膚、粘膜、神經系統方面的疾病	酵母、小麥、麵包、動物肝臟、肉、魚、菌類、米糠	一九三七	C・耶魯倍姆
	生物素	皮膚炎	酵母、豆、菌類、花生、巧克力	一九四〇	P・耶魯其 其他
	泛酸	神經系統障礙、皮膚炎、壓力的適應抵抗力低下	酵母、動物肝臟、豆類、牛乳	一九三八	R・J・威利那姆氏
	葉酸	貧血、突發性流產	酵母、動物肝臟、牛乳、綠色蔬菜	一九四四	H・密雪魯 E・斯乃爾 R・J・威利那姆氏
B12	鈷胺	惡性貧血	動物肝臟、肉、牛乳	一九四八	M・修普 E・利克斯
C	L・抗壞血酸	壞血病、齒、皮膚、毛髮、關節等病恢復速度緩慢	新鮮蔬菜水果（特別是檸檬、柳橙、番茄、草莓）	一九二八	A・聖德、查魯氏

脂溶性維他命					
一般名	化學用語	症狀	含量豐富食物	發現時間	發現者
A	視黃醇	夜盲症、眼球乾燥、傳染病、抵抗力低下、皮膚硬化（象皮症）	魚肝油、動物肝臟、雞蛋、牛乳、奶油、綠色蔬菜、南瓜	一九一三	E・馬克拉姆 M・戴為斯
D	鈣化醇	骨骼變形、傴僂病	魚肝油、雞蛋、牛奶、奶油（皮膚的日光浴）	一九二二	E・馬克拉姆
E	生育酚	生殖機能低下、過酸化脂質生成抑制	麥芽、綠色蔬菜、植物油	一九二二	H・耶滿氏 K・比雪布
K		出血（新生兒）	綠色蔬菜、肝臟、番茄	一九三五	H・達姆

8. 食用油和醋調和

油的發熱卡洛里相當於葡萄糖或蛋白質熱量的數倍以上。因此，若能善加使用，以很少的食量即可得到一天必需的熱量。那是因一公克葡萄糖或蛋白質含有四卡洛里的熱量，而油則含有九卡洛里的熱量。

很少的食量若能得到一天所必需的熱量，也會減輕胃的負擔。特別是植物油含有不可欠缺的脂肪酸，可預防動脈硬化。植物維他命A中的葉紅素，遇油更能充分吸收。

油擁有對身體有益的物質，但不知有些人是胃弱或不習慣於油料理，似乎喜好口味清淡。另有不少人一聽到膽固醇是油中之一成分，即胡亂猜想「如此一來，所有的油類都有害身體」。事實上，吃了滿肚子營養價值不高的東西，因而品味滿腹幸福感的人中，有不少人的腸胃不合適油炒類而拉肚子。

油一加熱，缺乏空氣中可完全燃燒的必需氧，不完全燃燒的部分則成了黑煙。因此，為了使其完全燃燒，需充分的氧。為了將體內油分完全燃燒，用醋或枸櫞酸來取代氧是非常合理的。

原本食用油和醋即相當調和。食用油炸食品、煎餃時，醋加醬油調和，更增加美味。原本醋即可將吃進體內的食用油完全燃燒，這可說，醋是身體所必需品。

在歐美國家，油中加醋混合使用，取代調味料或蛋黃醬，醋和氧相同，為了要讓油完全燃燒，而被視為必需品，這是合理的調理法。

9. 膽固醇是「好人」

被視為動脈硬化根源的膽固醇，是屬於類脂肪。

雞蛋是所有食物中膽固醇含量最多的。雞蛋孵化成小雞的過程中，膽固醇是副腎皮質荷爾蒙或性荷爾蒙、細胞壁等非常重要的主成分。蛋中不可缺少的氨基酸及脂肪酸結合而成卵磷脂，可預防因膽固醇而使動脈硬化。

解釋起來有些麻煩，若有醫生單純解釋；「吃蛋會囤積膽固醇，引起動脈硬化。」這種人沒有當現代醫生的資格。相當多的醫生和藥劑師不求長進，不可將寶貴的身體、生命託付這種人。

如此說來，是否所有的植物油皆很好呢？首先考慮不可欠缺的脂肪酸中的亞油酸。紅花油及向日葵油含有亞油酸各為七五％及六一％，但是，為何米糠油會降低膽固醇呢？

現今有許多人為了因動脈硬化引起的病症而苦惱，這種人每天更應飲用大量的醋或枸櫞酸肉、魚、雞蛋共同和米糠油或調和米糠油烹調。事實上，這個食療法曾有治癒難治的病例。

日本上越市的山添博康先生，眼底可見出血部分。另外琦玉縣戶田市的櫻井弁一先生，因糖尿病而患腳指脫疽。

前述的情形，膽固醇可製造對人體很重要的副腎皮質荷爾蒙及性荷爾蒙。因此為了不使其缺乏，肝臟每日約可製造二公克的膽固醇。

為何膽固醇會引起動脈硬化呢？分別敘述如下

將糖尿病置之不理時——

糖尿病人，肌肉內十分缺乏力量來源的葡萄糖。體內當然到處都有油垢積存。這些油垢就是造成動脈硬化的原因。

高血壓持續時——

血管自心臟處開始向各地輸送血液，若一直持續使用過度的力量，自然會使血管中積存油垢，油垢的主成分即為膽固醇。

未充分攝取肉、魚、雞蛋、植物油時——

此種情形係因卵磷脂不足使得膽固醇惡化。這種情形下從事重度勞動的人，即使年紀很輕，也有可能罹患中風、心臟病、腎臟病。

另外，吃飯只配醬菜的人，因不可欠缺的氨基酸不足而覺得飢餓，而養成吃甜點零食習慣。於是隨著動脈硬化而導致為心臟病、腎臟病所苦。

附帶一提，動脈硬化即使低血壓者也一樣會變強。

美食者的情形——

美食者都有足夠能力可食用肉、魚、雞蛋、植物油，且日常也不從事重度勞動。這樣的人，如果不喝醋也不運動，不久即會得腦軟化症，整個人會成了個「恍惚的人」，有相當大的危險。

10. 不可或缺的氨基酸

以下是膽固醇中可防止造成動脈硬化製造卵磷脂不可或缺的氨基酸含量，各食品的含有量如下表。

各類食品不可或缺氨基酸的比較（將雞蛋視為一〇〇的情形）

食品	含有量比	利用度	限制氨基酸
米	七五	五三	賴氨酸
小麥	六七	四四	賴氨酸
小麥粉（白）	五二	三三	賴氨酸
玉米	五四	三一	賴氨酸
牛肉	七六	八三	擷氨酸、蛋
牛乳	九〇	八〇	氨酸
雞蛋	一〇〇	一〇〇	胱氨酸

成人一天中所需不可或缺氨基酸的最少量

氨基酸名	量（公克）
色氨酸	〇・二五
苯丙氨氯酸	一・一〇
賴氨酸	〇・八〇
擷氨酸	〇・八〇
蛋氨酸	一・一〇
白氨酸	一・一〇
異白氨酸	〇・七〇

穀物中的限制氨基酸易消失而降低其利用度，因此，同時間內攝取肉、魚、雞蛋很重要。

●平均成人一天所需氨基酸的最少量

不可或缺的氨基酸，可利用比率如前。含有量的高低，以最少含量的氨基酸為基準利用，過剩者則轉為燃料。

前幾年，日本朝日新聞的『生活科學』欄中，有如何預防腦中風的標題，報導農村與漁村的腦中風關係。漁村中大多是船上生活型態，攝取鹽分機會較多，高血壓者較農村多，腦中風的死亡率則和農村相差無幾。

這是蛋白質攝取方式不同的結果。漁民中，一餐飯配上十條竹筴魚，蛋白平均攝取量是一三〇公克，其中六十％是來自魚的動物蛋白。而農民的平均蛋白攝取量只是六十公克～七十公克。

再者，血清膽固醇以接近一百公克為安全。

●腦中風和食鹽脫不了關係

國人的高血壓患者中，有近九成是本態性高血壓。鹽分似乎是患此病的原因，因而減鹽療法正大為宣傳中。

確實，國人飲食方面以植物性食品為主體，因此，食鹽的過度攝取很明顯。過度攝取鹽分時，紅血球中的水分會被奪取，產生枯乾狀態，常有想喝水的慾望。於是最後造成體內水分過多、血壓上升。

但是，若只是過分攝取鹽分，並非高血壓的真正原因。歐美各國有明訂食鹽攝取量和血壓無關。

以米飯配上辛辣醬菜為主食，是不夠維持身體所需的養分，影響血壓，不患病當然令人不可思議。

台灣在世界上以高溫多濕聞名，每天三餐若沒有鹽味，即感覺沒有精神，若能以醋取代鹽，則能將災害轉為福氣。

總之，日常生活裡可以多吃肉、魚等物。健康的身體自然會緩和鹽的成份，不需擔心。如果仍是擔心，可以一天運動一次，把汗流出來。

如此一來，鹽分不通過腎臟，可以直接排出體外。

多吃肉和魚，也較不會罹患腦中風。吃飯配肉或魚，雖較醬菜花錢，但是若和生病醫療費相比，就不覺得貴了。肉或魚從頭至尾都能食用，讓我們一起創造不亞於先進國家人民的身體及保有健康吧。

菜色是肉、魚和蔬菜，以馬鈴薯或蕃薯為主食，較米飯為主食更有益身體健康。總之，需改掉自古相傳下來的少量菜大量飯，吃的習慣。米、鹽為主體的食法，營養學上較豬或雞粗糙，當然不利健康。

多吃肉和魚的同時，醋或枸櫞酸也需大量飲用，這很重要。無論吃什麼東西，若加入醋，可倍增其美味。以前吃生魚片時，是醬油中加入少許醋，如今是醋中加入少許醬油。吃油炸食物亦是如此，請各位務必一試。

●一天究竟該吃多少量？

醋或枸櫞酸對身體而言具有相當重要的功用，想必各位都已充分了解。而且醋或枸櫞酸有使身體狀況正常的特效力，身體並無法自行製造醋或枸櫞酸。「吃在平常」，有關每日在食的方面「究竟吃什麼，該吃多少量」，重要的是有充分正確的知識。

輕常可在報紙或雜誌的家庭欄中，報導有關飲食均衡，我認為這是異論。如此說來，什麼才是重要的呢？或者，這些重要食物的量若少，一定也會產生營養上的不足，難道毋需擔心得病嗎？總之，這個理論對於人體非常重要的食物，照顧不週。

推薦每天三餐中食品的順序如下：

[1]、魚、肉、雞蛋、牛乳等動物性食品吃多少皆可。

[2]、青菜方面，油菜一天五棵，三十公克即可。吃魚或肉的肝臟時，馬鈴

薯也可代替青菜。

3、有動脈硬化的人，或是擔心可能患病的人，每天務必吃米糠油或大豆油等植物油。外加二個油炸品亦可。

4、米或麵包或蔬菜、水果，以不發胖為食用原則。

雖說吃多少魚或肉皆可，但是，第一花錢，而且有醫師說會積存膽固醇而導致動脈硬化，有許多人為此而擔心吧。

答案是只要看看愛斯基摩人，即可明瞭。愛斯基摩人只吃肉和魚，罹患高血壓者卻很少，因此，動脈硬化也來得相當晚。

中國人自古食用米飯至今，約已二千年左右的歷史。在此之前的中國人，吃魚或貝類、小動物、樹果之類食物。因此，不需每日擔心是否有吃飯。

雖然光吃魚或肉很花錢，可是魚或肉並非只有里肌肉部分或只有生魚片可吃，若能學習外國人，動物的皮至骨、血都能加以利用，應該可以吃得很便宜。魚類中也有較便宜的魚。

以上是建議各位選擇食物的理由。

接著，是擔心便秘的問題。不常食用蔬菜只吃動物性食品，當然多少會造成便秘。

但是，這不需擔心。只須每天多加飲用醋或枸櫞酸，就能使其在體內完全燃燒。常可聽到快便之談，提及若一天不上一次化妝室即會引起便秘之毒，這是錯誤的。在一九二五年左右，便秘有害說早已消聲匿跡了。

另外，瀉藥除非必要，否則儘可能不用較好。若能每日飲用醋或枸櫞酸，則不需擔心排便的事情。

第三章　醋與各種疾病的功用

1. 醋與代謝系統的疾病

(1) 糖尿病

最近糖尿病人有增多的傾向，此種疾病可稱為現代病中成人病的代表。很多心臟病或腦中風去世的人，大多是併發糖尿病。這是非常麻煩的病，只要得病，一生就會為其所苦，令人難受。

以往被稱為「奢侈病」或「富貴病」，是有產階級，有錢有閒的人，儘吃美食而不運動所得之病，今日受到生活保護的人，也常見此種患者。

現今社會是「美食時代」或「以車代步的社會」，大家幾乎過食而運動不足，可說是糖尿病患者增加的主因。醫生嚴格規定飲食，每天打針及吃藥，如此下來，一個個都是愈來愈沒有精神的「國王」及「皇后」，真是悲慘。

但是，不需如此悲觀。醋或枸櫞酸對此病也有功效，患有糖尿病的人和患有高血壓的人一樣，原本都是身體健康的人。因此，若開始大量飲用醋或枸櫞酸，效果立可見效。

大部分的糖尿病人，其胰島素——自胰臟所分泌出來的荷爾蒙，不僅缺乏將糖塞入肌肉中的動力，而其腎上腺素及高血糖素——和胰島素相反功用，是將血壓和血糖提高的動力反而增加，導致身心疲累分泌不平衡。

只需飲用大量的醋或枸櫞酸，即可使其正常化。小便量增多、尿液不起泡、顏色轉好，不需多時即可恢復以前健康的身體。

現今的醫療法是增強胰島素，它是自牛羊中抽取精製成藥來使用，此法令人存有相當的疑問。

有位常年為糖尿病所苦的年老女性，醫生開的藥方怎麼吃也沒有用，然而卻在試用了枸櫞酸後的不久，身體也隨之輕快起來，可是這些年老女性不知是枸櫞酸的原因，還認為是醫藥有效。

這位醫生是位糖尿病患，自己也服用和那位年老女性一樣的藥，但結果卻逆轉為低血糖，之後情形一直惡化，整天精神恍惚，因缺乏腦細胞所必需的葡萄糖而得腦軟化症。

如上的情形，飲用醋或枸櫞酸絕對能治療糖尿病。只是因長期注射胰島素及接受其他藥劑的人，無法立即見效。原因是現今的醫療法會使體內胰臟中製造胰島素的胰島細胞萎縮。但醋或枸櫞酸可讓它短期內即可恢復功能。

但是，那些因糖尿病苦惱的人，一旦得到改善後，真是「好了瘡疤忘了痛」，很快又恢復以往美食、過食、運動不足的生活習慣，使得前功盡棄。痊癒後，必須注意持續飲用醋或枸櫞酸，不吃太多、不發胖，勤於運動。

(2) 痛　風

此病自古即發生於歐洲，它和前面所提到的糖尿病一樣，都是「有錢有閒者所得的病」。是過著安樂生活的人容易罹患之病。

但是，現今並不只限於安逸生活者才得此病，比方說非洲的原住民，多為肉食，而且有許多人罹患痛風症。台灣也是同樣情形，隨著經濟的高度成長而尾隨跟來。因此，如今此病不再是有錢貴族的專利，也不再是窮人百姓不會罹患的病了。

痛風常發生在吃了含有太多量動物性脂肪或嘌呤（蛋白質的一種）的精肉、肝臟，而且喝酒過度的人或胖子身上。

這是一種因蛋白質代謝異常而引起的疾病。症狀大概都出現在黃昏到凌晨這段時間，關節突然劇痛，腳趾發腫，而且痛得寸步難行。不親身體驗是無法了解它的痛苦。

可能有些遠離主題，植物生長時不可欠缺氮素。園藝上，如果要讓植物開花，樹葉亮麗，氮肥是不可或缺的。人類比植物更需氮素。

植物大多由纖維質構成，這是為收集葡萄糖。植物的葉子相當於人的手，氮素的工作即是把手放大，以便收集更多的太陽熱能。

人體的氮素含於構成人體肌肉的蛋白質中，含有量約一六％，是不可或缺的要素。

氮素遇上氫時，會產生阿摩尼亞。現今仍有許多人不知道什麼是阿摩尼亞。以往，被蜜蜂刺到或被蚊蟲咬到時，只要用阿摩尼亞中的鹼即可中和毒素

（有害的酸），是家庭的常備藥。另外，舊式的廁所，常有阿摩尼亞味，其味道刺鼻又傷眼。

再者，大人常教小孩，被蜜蜂刺到時，立刻小便，並在患部上塗抹尿液消毒。這是因為廁所中飄浮阿摩尼亞味道，因而也相信尿中也含有阿摩尼亞。這是迷信的風俗習慣。

尿液中並不含有阿摩尼亞。但是，尿中沒有細菌，因此沒水時，可用來清洗傷口？

人體內的氮素是氨基酸，這和阿摩尼亞仿如兄弟一般，只要一黏住氫，即形成阿摩尼亞。體內若製造阿摩尼亞是很嚴重的。不單是惡臭味，也已經無救了。

這不只限於人類，其他動物若缺乏氮素，一樣不能生長。體內產生阿摩尼亞變化是很傷腦筋的。但是，生物的創造主能夠圓滿解決這些問題。

最簡單的是魚，體內將使用完後的蛋白質所產生的阿摩尼亞，立刻於水中放出。鳥或蛇或鱷魚等卵生動物，無法將阿摩尼亞溶於水中，乃將其形成尿酸而排泄在卵中的某個角落裡。

哺乳類將阿摩尼亞溶於水，形成無害的尿素排出，不只限於此，現在基因改編的花形核酸分解，也能排出尿酸。

痛風患者的尿酸積存於關節或耳部其他地方，成結晶狀而引起劇痛。這是一種慢性痛，患部的關節處常不間斷地有鈍痛及不快感，也無法自由運動。更嚴重時，會侵襲膝關節、肘關節或手腕耳殼處的關節軟骨。另外，腎臟中結合，引起高血壓或狹心症。

有本醫學書上寫著「治痛風最好的藥，是乙酰水楊酸（阿斯匹靈）。只需服用此藥，可增加尿酸排泄量，減少痛楚」。若是如此，醋也可以吧？經向許多有實際試過的人詢問，醋確實有治療痛風的功效。

自氨基酸到形成尿素的過程，稱為「鳥氨酸（Ornithine）——瓜氨酸（Citrulline）——精氨酸循環（arginine cycle）」，和醋的理論相同，由克雷布斯博士發現的。這個週期和醋也有大關係，因此，醋有益痛風，是理所當然的。

痛風患者，為了使血液呈鹼性，對症療法是飲用碳酸氫鈉，但是連續飲用碳酸氫鈉後，會使身體狀況混亂。這種對症療法並非根本療法，仍請選擇原因療法的喝醋療法。

飲用醋或枸橼酸，可消除使血液呈現酸性的乳酸，保有身體的弱鹼性。因此，請務必記得食用肉後，一定要多喝醋或枸橼酸。

2. 醋與消化系統的疾病

(1) 無酸症

胃液中無酸的症狀稱為「無酸症」。自己知道本身有此種病症的人，請立刻多喝醋或枸橼酸。否則你特意吃下的東西，因無法消化而造成浪費。

飲用醋或枸橼酸的同時，請務必改掉食用醬菜、鹹魚等鹽分高的食物，這是造成無酸症的最大原因，請務必更改為食用肉、魚、雞蛋等食物。

胃液是由胃的肌肉細胞所製造的酸液。若不充分食用肉或魚，胃壁會薄得如紙般。如此胃壁的製造胃液能力一定也很差，吃下的食物也無法消化。惡性循環下，無酸症會更趨惡化。如此衰弱的胃袋是很容易受傷的，很可能有胃潰瘍或胃癌之虞。

有關胃癌，稍後再敘述，罹患癌症則意味此部分已停止氧呼吸。以蓮見疫苗有名的蓮見博士，指出「無酸症的患者，幾乎都會患癌症」。這是因為癌病毒已侵噬了消化液的腺根。

此種情形下，若飲用醋或枸櫞酸，會促進氧呼吸，亦可預防癌的發生。

經常喊「胸口難過」的胃酸過多症患者，其實正好相反，無酸症、少酸症才會引起胸口難受。

胃液的最大功用，彷如安心喝下自來水管中的水，胃液中的鹽酸會依吃下的食物進行鹽素滅菌消毒工作。而無酸症、少酸症者，這作用一定不能充分進行。吃進胃中的食物，立即會被乳酸菌侵呑，亦即乳酸發酵，所形成的乳酸則形成令胸口難受的東西。但是由於乳酸和醋同為弱酸，不至於會傷害胃或食道。

上述的情形，無酸症者吃下的食物，雜菌未經篩檢而直接從胃到腸中。腸中由於有鹼液，正好是雜菌繁殖的溫室。因此，特意吃下的食物，只隨著繁殖的雜菌成為下痢排出體外。

無酸症、少酸症的患者，會注入少許薄鹽酸，與其如此，不如飲用醋或枸櫞酸。不僅可以殺死雜菌，尚可消除身體疲勞，恢復元氣。

(2) 胃潰瘍及十二指腸潰瘍症

因胃下垂而覺得「胸口難受」的人，或胃沒有下垂卻仍覺得「胸口難受的人」，不知何時會被宣佈得了胃潰瘍或十二指腸潰瘍。這是因為支配胃液分泌的自律神經失調。

自律神經一旦發生失調，有時會無法產生胃液，而引起胸口難受、消化不良、下痢。反之，有時會產生胃酸過多症。

胃液主體的鹽酸，以往一直被用於毒氣原料，屬於強烈物，但是，近來鹽化乙烯基所生產的鹽酸，具有破壞垃圾焚化爐能力的強酸。因此，現今的人薄如紙般的胃袋，在早飯前好像要撕裂胃袋一般，因而反覆因胸口難受或胃酸過多症的身體，當然很容易罹患胃潰瘍、十二指腸潰瘍。

至於為何自律神經會喪失功能，那是因為身心過度疲勞，積存壓力。因此務必先將此修正。為了消除疲勞及壓力，最好的療法是飲用醋或枸櫞酸。如果胃或十二指腸已經失常，為了不過分刺激這些臟器，請由少量逐漸喝起。

經常有人詢問「我雖知醋可以消除身體疲勞，而身心方面的疲勞也能消除嗎？如此就不需要精神安定劑了吧」。醋或枸櫞酸能消除身心的疲勞，也許比較令人難以相信，然而卻是事實。

第一，身體疲勞時，頭腦也呈現異常而無法思考。

第二，精神安定方面，血液中的鈣是十分重要的。鈣是隨處可得的礦物質，胃液正常時，若不是很多，鈣在血液中是不會被吸收的。但如果飲用醋或枸櫞酸，可被完全吸收。

第三，大量飲用醋或枸櫞酸時，可使身體狀況正常。因此，夜晚無法安眠的人，可以睡得很安穩，自然而然會安定精神。

經常聽到「醋也是酸的一種，而引起胃潰瘍、十二指腸潰瘍的鹽酸也是酸。因鹽酸過剩而引起潰瘍，若大量飲用醋沒有關係嗎?」這是無誤的，請放心飲用。

此種情形者，更加建議您飲用醋或枸櫞酸，其理由如下：

曾經數次提起過，醋酸的強力是胃液鹽酸的六十分之一，枸櫞酸為其三分之一，是鹽酸一百八十分之一的微酸罷了，如此的程度，不須擔心會傷及胃和十二指腸。食醋三勺相當枸櫞酸五公克，是極少分量。

若仍擔心，請以少量試喝。等到有信心後，一天中喝幾杯都無妨。

米麥中，含有〇・二五%的溶血卵磷脂（lysolecithin）毒。普通所吃的飯量無害，可是有胃潰瘍般的傷口時，溶血卵磷脂會直接與血液接觸，破壞紅血球而引起貧血之虞。

有人說常食白米飯時，溶血卵磷脂會溶化胃腸表面的脂肪而使其變弱及失常，易引起胃潰瘍，甚至罹患胃癌，總之，請多注意。

醋不僅可以使自律神經正常化，對傷口的消毒也很有效。而且對傷口修復很重要的肉或魚等食物，為使其完全消化更是不可或缺。

醫生說胃潰瘍或十二指腸潰瘍發病時，將其切除即可，然而胃和盲腸是大不相同的，若將胃部去除部分，胃液的生產與分泌也會隨之減少，使食物的消化吸收發生不良狀況。最後波及肝臟，使肝臟衰弱，精力也隨之減弱。再者，由於鈣吸收不良，很多人又因而引起胃潰瘍或十二指腸潰瘍。

與其因胃癌而死，倒不如動手術切除胃的部分，作此想法的人又另當別論，但是，若因喝酒過度或壓力而罹患胃潰瘍或十二指腸潰瘍的人，因此將其切除，實在很愚蠢。

若能持續飲用醋或枸櫞酸，而且多吃肉、魚、雞蛋、植物油等，相信不需多久，即可不用擔心胃潰瘍或十二指腸潰瘍。青菜的葉綠素不僅是維他命A、C的供給源，也能治癒傷口，請經常食用。

(3)下痢

下痢的種類很多，因多量攝取不易消化食物，而引起的消化不良性下痢；因攝取冷性食物使腹部冷感而引起的下痢；缺乏胃酸引起的胃性下痢；因藥物或毒物等有害物質而引起的中毒性下痢；因寄生蟲或細菌引起的感染性下痢；神經衰弱或歇斯底里、過敏等引起的神經性下痢；其他種類的下痢不勝枚舉。

總之，下痢的引起，都是因小腸及大腸發生障礙，而排出不定時的流便，有時一天跑好幾趟化妝室，令人難受。

有位小學校長提過，他天生胃腸較弱，很容易想上廁所。因而帶小孩外出校外教學時，一定會先詢問旅遊地有無廁所。

另外，有些上班族，家和公司之間，哪兒有廁所可用，都先查得一清二楚。

總之，都是件麻煩事。但是，他們自從飲用枸櫞酸後，即從日常的麻煩事中解放出來，並且向介紹他們喝枸櫞酸的人致謝說：「真的得救了，太好了。」

以往，鹽是貴重品，用很多鹽才醃製而成的醬菜，可說是財富和權力的象徵。因此，能吃這兩種東西，在過去多少也代表著些許優越感，一般人都會投以羨慕眼光。

自此之後，每天能吃白米飯便成了人們的理想，現今仍有不少人覺得能吃白米飯是幸福的。

但是，白米飯配醬菜的吃法，是不可能無病息災、不老長壽的，這之前已再三提過。

特別是不可或缺的氨基酸，俗話說「一升飯」不吃超過為限，如果一天吃一升飯，會使得胃擴張、胃下垂，甚而引起慢性胃炎。也無法充分製造重要的胃液，而成為慣性下痢患者，且為此病所困擾。

如此一來，特意吃下的食物，身體無法吸收養分，血液中因鈣不足而容易疲勞，完全陷於「焦躁的人生」。請各位善於自制自覺，以免重蹈覆徹。

(4) 便秘

醋愛好者，最常看到的是「我因喝了醋、枸櫞酸，治好多年的便秘」。為便秘而苦惱的人，似乎很多。

特別是婦女，正如大家所知，所謂便秘，就是較普通人排便次數或便量都少，因而帶來的不快感。換句話說，肛門附近的糞便因水分少而成硬狀，造成排便上的困擾。

海陸兩地的生物，為了確保體內的水分，都費盡心思。因此，有多數生物雖熱卻不流汗。便中的水分，若久不上廁所，體內水資源確保者即會將此水分去除。

因此，便秘最好的療法是喝水。這些水的部分會流入血液成為尿液。所以必須飲用多量的水。多餘的水分流入腸內，使積留的糞便軟化，能夠順暢地排出體外。

但是，人卻無法喝進如此多量的水。因此，飲用醋或枸櫞酸，由於很酸，一定也會因此而喝進大量的水。而且所喝入體內的醋或是枸櫞酸，能夠立即開始正常化的活動，連帶也會使腸的運動旺盛，產生多量的碳酸氣。碳酸氣會使腸管產生壓力，促進排便。

一些被稱為腸子較長的人，和胃擴張或胃下垂相同，腸子失去彈力，只是拉長變薄罷了，因此，有許多人為便秘所苦。

特別是女性較易患便秘，日常的家事或育兒使得她們手忙腳亂，想上廁所時，卻不能如意地馬上去，或者羞於上廁所太多次，如男性般輕易地不喝水等，都是造成便秘的原因。

醋或枸櫞酸治好很多人的便秘，反之，卻也有得到便秘的。由於醋或枸櫞酸都是食物，完全不會殘留體內發生副作用。

醋和枸櫞酸是所有的食物中最易消化的，食品經消化後成為葡萄糖及氨基酸，醋或枸櫞酸不需消化可立即燃燒。

再次重複，醋或枸櫞酸可消除身體疲勞，增加體力，使身體正常化，是有益無害的食物。若因飲用醋或枸櫞酸，卻反而引來異常時，只能認為這個人身體一定有哪兒不對勁，喝了醋或枸櫞酸後使異常處顯現出來。

但是，若能再繼續飲用醋或枸櫞酸，異常處應可在幾天內恢復正常。這是勿須擔心的。食用橘子或梅乾或相當多量的檸檬，並不會傷害身體。醋或枸櫞酸亦是相同，請安心大量飲用。

某個企業如此宣傳「每天進食，當然也每天需排出，如果將這麼污穢物留在體內，對健康或美容上都相當有害」，如此說來，一定也有人只要一天不上廁所，即會擔心不已。

排便也相當靈敏的受著身心的影響。稍有擔心之事，即無法順暢排出。但是，一兩天不排便，也不會因此而受到便中毒素的影響。比方說，殘留體內的糞便，依身體構造看來，和置身體外相同，已完全被隔離了。

總之，糞便是各種多樣的細菌集合體，腸中的細菌可製造防止出血及惡性貧血很重要的維他命K及B_{12}，以供體內活動用。因此，那些飲用醋或枸櫞酸，卻得到便秘的人，應是腸內細菌分佈異常。總之，在壞細菌多的地方，好細菌因得到醋或枸櫞酸的幫助，而開始活躍的現象。

(5) 胃癌、直腸癌

現今醫術已征服曾被喻為「不治症」的肺結核病，然而癌症卻仍未尋得解救之法。

醋或枸櫞酸對於癌症方面，應該也有很好的效用。凡事善加注意的人，應可想到多量的醋或枸櫞酸可治癌症。然而很遺憾的，由於醋或枸櫞酸太便宜了，有很多人因而心存懷疑「怎麼可能」，而不相信醋或枸櫞酸的功用。而且有許多人特地忠告「將醋可治許多病之事廣為宣傳是件好事，然而說可治癌，則有魚目混珠之疑，不宣傳較好」。

那麼，癌症是有哪些症狀呢？關於此點，和先前提及的「無酸症」有關。身體的某一部分已停止氧氣呼吸，開始無氧氣呼吸的生存方式稱為「癌」。最近，有人發現癌細胞也能行氧氣呼吸，然而這只是報導罷了，通常成癌的部分是無法行氧氣呼吸的。

以下稍微敘述無氧呼吸。

地球的年齡，依放射能測定可概算約有四十五億年，原始生命的起源，自化石推算起，約有三十五億年。但是，當時地球上的空氣中沒有現今的氧氣。當然，原始的生命是不需依氧氣而生存的。

事實上，有許多至今仍殘留，如破傷風菌等的嫌氣性細菌，則相當於此。這個嫌氣性細菌，有許多是留於體內的腸中。地球上氧氣氣體的發生約在二十億年前，出現葉綠素植物，利用太陽能，根部吸收的水，分解成為氧氣和氫氣。

那麼，為何身體的部分會停止氧呼吸，轉為無氧呼吸呢？若能理解且加以注意，癌症應該可以事前預防。但是，問題就在於量子生物學是一門最難解且發展非常慢的學問，也許在我們有生之年都難以解決。

理由是，我們日常的呼吸，或是植物光合作用等，都是利用太陽能將水及碳酸氣製造澱粉，這些細部都為量子生物學的範圍，現今尚沒有方法可以充分解說。

癌的恐怖在於無法治癒，並且至死前都需忍受持續的劇痛。且因癌致死的人有增無減。

許多的癌患者中，末期患者有人因喝了大量的醋後，使得身體輕鬆許多。初期患者更應大量飲用醋或枸橼酸。

提及原因，可由先前所提到的醋或枸橼酸會週期活動旺盛，使體內的氧氣呼吸也隨著旺盛，由此強迫的抗拒可抑制避免成為無氧呼吸。

因此，為避免得到胃癌，日常即需好好照顧，很多人由於過度使用而造成胃下垂、胃擴張、胃潰瘍而得到胃癌。甚至許多得到胃癌的人，都是喜好大吃及鹽製品者，另外，舊米及鍋巴也都被認為有可能致癌。總之，一定長期讓胃超過負荷。

照顧胃的方法，首先需改掉將一大堆毫無營養價值的食物塞入胃部的「滿腹主義」，而營養價值高的食物則需細嚼慢嚥。營養價值高的食物必定無法多吃，糞便相對的會減少，也就不會為難直腸，更不需擔心有罹患直腸癌的可能。

以下介紹實際用枸橼酸治癒癌症的經驗談——

治好胃癌：X先生（當事人希望不暴露真名）

去年六月中旬，因食慾不振，而到某家綜合醫院做為期一週檢查。當天檢查尿液，翌日知道稍有糖尿病及肝病反應而大感吃驚。

依照住院時的約定，七天後要出席校友會，拿了五天份的藥就回家。翌日出發時忘了帶藥，很幸運地自朋友高先生處拿了二袋枸櫞酸，以此代替服藥。此後一直持續飲用，沒想到它竟救了我的癌症。

自校友會回來後再次住院，住院隔天尿液檢查結果，顯示糖尿病、肝臟病的反應已消失。醫師也搖頭表示「怎麼一回事呢？不可思議」。

原本只預定住院一週，沒想到卻住了五十五天。在這期間經過三次約三十張的鋇X光攝影，第一次被診斷為胃癌，必須手術，此事在五個月後，才從妻子口中得知。

妻子一直拒絕讓我進行手術，在這期間，見過主治醫師，仍被斷定為「末期胃癌」，並宣佈「快則半年，慢則一年」的生命而已。

妻子為了令我安渡餘生，非常柔順地讓我隨自己喜好做事，陪我各地旅行或上溫泉地。

九月中旬，我一個人到溫泉地去，剛抵達的那一天，即發覺自己的排便如焦煤油般的黑，四天後的黃昏，全然無食慾，只吃了一口飯，即開始大吐血，這令我嚴重失神，妻子自家中急忙趕來，經過當地醫生急救後，送回自己家中，主治醫生也終於向妻子宣佈無救。

我在這期間仍持續飲用枸櫞酸。

血壓大都在八十～六十間，是為極度貧血。之後約二星期，持續在家注射點滴。此時，食慾漸開，日復一日增加充實感。到了第二十五天，我已恢復得可以自行寫信了。

九月底、十月底、十一月中旬三次於主治醫師的醫院中進行約三十張的X光照射。卻完全不見癌症現象，主治醫師只是重複說著「不可思議，不可思議」。於是醫師認為該和我談一談，十一月二日晚間，我第一次知道罹患癌症的真相。

有位朋友，對此事表示「你的症狀，並非癌症」。但是，根據病情確認及確實已消失後的前後約三十張X光片，我們只好相信醫生所說的，之後我更加相信，這個不可思議的結果，全是因枸櫞酸所賜。

治好直腸癌；B先生

我自去年以來，腸胃狀況一直不太好，也看過許多醫生。每個醫師都簡單的說「吃過藥後就可痊癒」。

但一個月過後，血便仍然不止，我要求X光片檢查，才得知患了直腸癌。若不進行切除手術，最後會因無法排便，腸子爆破，腸中積滿糞便，不久即會死亡。我接受了醫師建議，立即住進了市立醫院。

住院看到許多相同病患，令我大為吃驚，大家都自腹部取出的腸子上打洞，由此排便。一想到自己終身都需如此時，令我全身顫抖，勉強出院後，急忙往家中奔去。

之後，決定在家自行療養，血便每天多時約十數次。但由於已決定不再上醫院治療了，每天心情沈悶的過日子。有一天，某銀行的經理來探望我，提及枸橼酸的藥效，並且拿了枸橼酸給我，我立刻開始飲用。

經理的話的確不假，三天後即停止再出現血便。隨日子的消失，甚至又恢復了以往的食慾，覺得吃什麼都好吃的感覺。

之後，血便停止，也不再感覺痛楚。而且不看醫生的情況下，只靠枸橼酸竟治好了我的直腸癌。

我今年已八十四歲了，我仍持續飲用枸橼酸，每天精神狀況良好，騎著腳踏車四處閒逛。

(6)肝臟病

肝臟藏於腹部中，為體內最大器官，也是最重要的「化學工廠」腦或心臟等也同為重要器官。但都依賴肝臟所製造的營養來發揮機能。來自食物中的營養分，全部集中肝臟處理，再分送至各部位，多餘的部分當作「預備品」貯藏起來。

在運作時所產生的廢物或毒素的最終處理，都是肝臟機能中最重要的工作。製造消化液的膽汁，脂肪消化方面也負重大責任。

肝臟一方面負擔著很重要的角色，本身也有相當忍耐力，即使罹患癌症也不會發出警告，因此，發現肝癌時，大多為時已晚。

因此，我們必需知道肝臟的特性且加以愛護。使肝臟愈加「不知什麼是病」，變得更加強壯。一定能維持我們的健康，充沛我們的生命力。務必謹記在心，必須時時刻刻愛護自己的肝臟，以下幾點請注意。

第一，不良的吃法，如大吃大喝等，都會使肝臟過分勞累。因此，儘可能不吃有害色素、調味料、漂白劑、防腐劑等食品。更不可亂用醫療藥品，以免積存毒素。

第二，不壓迫肝臟。女性用的緊身衣等都會壓迫肝臟，有變形的可能，請注意。

第三，儘可能不使身體太過疲勞。若飲用醋或枸櫞酸，的確能在二小時後消除疲勞。但也不是大量飲用醋即可做二人份、三人份的工作。體力增強及做事精力並非來自醋或枸櫞酸，而是來自食物中的營養素。請勿忘記此要點，且隨時注意不要讓身體過度疲勞。

肝臟因過度疲勞、粗惡食物、大吃大喝等，或吃進有毒食品而發腫，一發腫後為保護肝臟會吸收脂肪聚集，使得肝功能更加惡化，最終造成脂肪屯積，脂肪中的膽固醇使肝臟產生變化，使得曾經腫大的肝臟，再次縮小變硬。終至成為肝硬化而丟掉性命。

有關肝病的預防及治療，首先不可過度疲勞，適度的休養是很重要的。而且氨基酸的蛋氨酸及脂肪類中的膽鹼等都為不可或缺之物。這些是抗脂肝性物質，可以打散膽固醇。肉或魚或雞蛋或蚱蜢中都含量豐富。

常聽人說「肝臟最重要的工作是消化脂肪，因此油類不太好」。但若肯充分飲用醋或枸櫞酸，則不需擔心這些問題。與其食用米糠油，還不如於日常中減少膽固醇的攝取。

消化脂肪時，不可缺乏膽汁。膽固醇是製造膽汁的最大來源。攝取脂肪，當然膽固醇也隨之減少。因此，最好使用不含膽固醇或易溶的卵磷脂，或含有亞油酸的油。

治療肝病，醋或枸櫞酸更是必需品。它可以消除肝臟疲勞，而且對肝臟本身非常有好處的肉、魚的蛋白質及油脂的消化方面，醋的有無也有相當大的不同。

飲酒前後若飲用醋或枸櫞酸，不會有醉酒的痛苦，更有解酒功能。這並非醋或枸櫞酸有去酒功能，而是因為可消除肝臟疲勞，強力燃燒酒精，不使其產生乙醛。用瓦斯起火時，若空氣不足，眼睛會有刺痛感，那是乙醛。

肝臟惡化時，顏色會變黑。另外，肝功能衰弱的人較易產生黑斑雀斑。經太陽照射後會破壞黑色素，無法吸收者，若能持續飲用醋或枸櫞酸，不需多久即能去除雀斑黑斑，臉部也會變得光亮。

(7) 腎臟病

腎臟和肝臟同為重要器官。腹部左右各一個，約十公分拳頭般大小。

腎臟功能是將血液中的廢物清除。被過濾下來之物稱為原尿。每天約有一五〇升的原尿，從其中再行吸收身體所需物。壓縮為約一・五升的尿液。

有人因經常忍尿，使得腎臟惡化，錯誤的姿勢也被認為是惡化的原因之一。若能體諒體內小小的腎臟需擔負許多工作，儘量不要過度忍耐，儘量減輕它的負擔。

腎臟病因中，尚有許多不知的發病原因。每天能多喝醋或枸櫞酸，應能預防腎臟病的發生。

必須特別強調的是，許多人因吃多了感冒藥，而積存成了腎臟病。

幾乎所有的感冒藥中都含有硫磺劑，依體質的不同，有的在腎臟中結成硬塊，產生腎結石症狀，更加惡化時，會排血尿、濁尿等而轉成難治的腎變病、慢性腎炎等。

無論哪種病都一樣，飲用醋或枸櫞酸而「治好了」或「病情變輕了」，請各位不妨一試，同時也請多攝取肉、魚、雞蛋及青菜。

3. 醋與循環系統的疾病

(1) 高血壓

高血壓和低血壓很容易被認為是不同的疾病，但從營養學上看來，是從不良的飲食習慣引起，引發兩種症狀。

因此，為了要將高血壓、低血壓恢復正常，必需開始改變飲食習慣。首先，患有高血壓者，大都是愛好辛辣食物者，必需加以節制。

若持續高血壓會促使動脈硬化。毫無營養分的醬菜、鹹魚等配上白飯，也許很好吃，可以吃很多白飯。但是，以豬或雞來說，若只給予米飯和鹽等，一定會得病早死。人也是一樣，會先得高血壓、低血壓，之後轉成腦出血、心臟病、腎臟病，最後短命而終。

首先，立即改掉用醬菜配飯的習慣。取而代之的是多喝醋或枸櫞酸，而且多吃肉、魚、雞蛋、青菜等食物。如此可使身體因祛除疲勞變得輕鬆，自然地運動量也隨之增加，身體也會隨之結實。當然，血壓也會下降。

(2) 低血壓

一早，睜開眼睛後，卻難以起床的低血壓患者，和高血壓患者一樣，人數很多。低血壓的人相反的卻大多能長生。

所謂低血壓，聽起來好像就是血不足，然而卻非如此。只是血液如水般不十分健全罷了。為何會如此？主要是因攝取太少的肉或魚，血成分中的蛋白質不足。另外，胃腸弱的人，無法充分消化吃進的食物，連帶肝臟也衰弱，魚或肉也相反的成為剋星，更有人為蕁麻疹而苦惱。

只吃米飯和蔬菜，只少許攝取肉或魚的人，缺乏必要的氨基酸，血蛋白不足。必須改正飲食習慣，多食用動物蛋白。並請配合醋或枸櫞酸食用。如此，肉或魚的味道變好，也不會產生蕁麻疹。吃下的食物能充分吸收，治好低血壓，身體變得更加強壯。

低血壓的人，大多是身材瘦弱者。這種人最好能儘量吃胖些。可以大量飲用枸櫞酸或醋，加上肉、魚及植物油的攝取。油中雖含多量卡洛里，但比米還便宜。油可使料理更好吃，在短時間內即可調理完成，不會破壞維他命成分。況且植物油可去除多餘的膽固醇。

似乎某些女性才會罹患怕冷症。這是因未充分攝取肉和魚之故。也都是貧窮的吃法作祟。多吃肉會使身體暖和。低血壓中也有一些胖女性，即使體內有豐富的脂肪，但卻因缺乏燃燒的蛋白質，還是難逃怕冷症的困擾。從今天起請多吃肉。

(3) 動脈硬化及心臟病、腦中風

居國人死因第一位是癌，第二位是腦中風，第三位是心臟病（心肌梗塞）。總之二、三位都是因動脈硬化而產生的病。

究竟什麼是動脈硬化呢？概述如下：

動脈彷如水管般的管子，管壁為可以伸縮的肌肉。管壁內側是層非常薄的膜，是內皮細胞膜及內彈性板的膜，在這兩膜間，有被稱為內皮下控的部分。在這部分內，因各式壓力造成血液中的膽固醇進入，因而聚集膨脹，而造成血管內腔中的腫瘤，這即是動脈硬化。

此瘤於血管內腔中成長，經年累月後造成妨礙血流，由於無法充分送血至血管下方，末端臟器因而較弱，連帶引起腦中風及心臟病。

動脈硬化若大量飲用枸櫞酸或醋，可於體內進行掃除工作而加以預防，而且還會加強其機能。

雞蛋是所有食品中，膽固醇含量最多的。由卵孵化成為生物的過程中，膽固醇扮演著非常重要的角色。

因此，膽固醇成為動脈硬化之因，有可能是因為疲勞積存，不飲用醋或枸櫞酸，白飯配醬菜的吃法持續許久等原因造成。

中國人很少因動脈硬化而導致腦中風、心臟病、糖尿病。這是因中國人日常大量飲用醋，而且大量攝取肉類、植物油、菠菜、韭菜等。

4. 醋與呼吸系統、過敏系統的疾病

(1) 氣喘病、蕁麻疹

氣喘病或蕁麻疹等的過敏性患者，和風濕病一樣，是為長期且曾是不知病因的疾病。直至一九六四年在美國瓊斯霍普金斯大學任職教授及副教授的石坂公成、照代夫妻努力研究才發現病因。

研究中指出，草木花粉中的抗原（免疫）進入體內時，血液中的ＩＧＥ（球蛋白Ｅ）抗體與其相結合，組胺等化學物質，產生特殊的細胞。這些化學物質刺激細胞，收縮肌肉，促進鼻水分泌。

接著，即可明瞭球蛋白Ｅ會於不健康的狀態下持續增加。由於球蛋白Ｅ的發現，得知過敏性疾病之因。但是有關預防及治療方法，則尚未有重大發明。

但是，此種情形若能大量飲用醋或枸橼酸，有可能將球蛋白Ｅ抽回。事實上，不僅大人的風濕病，小孩子的風濕病都常見到用枸櫞酸治好之例。

鯖魚被認為是最易引起蕁麻疹病，是因鯖魚身上多蕁麻疹之源的變應原（allergen）。用醋醃的「醋鯖」則不需擔心有發病的可能。

(2) 感　冒

感冒是因流行性感冒病毒引起，病毒是一種極小的微粒子，須擴大數萬倍後，肉眼才看得到。它是介於生物及無生物間非常頑強的毒菌，相當難以治退。

嚴重感冒時，病毒無數繁殖。而治癒感冒是由副腎皮質荷爾蒙抑制病毒。感冒的病毒一出現體內時，副腎立即生產副腎皮質荷爾蒙對抗。此時，肺炎菌或化膿菌則於副腎空隙，身體較弱處繁殖。這是「感冒為萬病根源」的理由。

眾所週知，感冒沒有特效藥。幾乎都是對症療法藥。只抑制一時的痛苦，於此期間內體力戰勝疾病之藥。這個體力即表示副腎皮質荷爾蒙的功用。在自覺似將感冒時，請立即大量飲用醋或枸櫞酸。可去除疲勞，清洗血液，甚而增加副腎皮質荷爾蒙，不使病毒有發生的可能。若是飲用枸櫞酸，請每天服用四次，一次四公克。另外，飲食方面請多加攝取維他命A、C。

5.醋與腦、神經系統、骨、關節、肌肉系統的疾病

(1) 神經痛、風濕病

患有神經痛患者人數相當多，就算就醫也無法根治。神經痛是因部份血液循環不良而引起的疾病，醫書上寫著，身體狀況而言，血液循環不良，和呼吸困難狀態相同，神經會引起發怒痛楚是可以理解的。

常年為神經痛苦惱，看過無數醫生的黃先生，是在最後接受朋友建議而開始飲用醋，才得以自病痛中解脫。

的確大量飲用醋或枸櫞酸後，可使枸櫞酸週期活躍，大量供給體內的氧，

抑制神經痛。若枸櫞酸週期無法運行順利時，首先會發生麻痺神經的焦性葡萄酸。焦性葡萄酸會轉為乳酸，使肌肉硬化，引起神經痛。風濕痛是種即使治癒後，身體也會變得不自由的病，此病可用枸櫞酸或醋來防止惡化，至今為止，尚無根治藥。

風濕病的原因，根據元東北大教授農學博士小柳達男先生的說法：「感冒、蛀牙等於體內繁殖的黴菌，白血球雖想消滅他們，然而他們破袋而出的惡液積存於關節處，產生許多不良作用……。」

若能早日飲用醋或枸櫞酸，此種難治症必可痊癒。血液中的風濕病因子消失，關節中積存的水也會消失，至今已有數個痊癒的例子。即使無法痊癒，也可稍微減少痛苦。醋不僅可喝，敷以濕布也有其效果。分子如水般的細小，易被皮膚吸收。

神經痛及風濕病患者中，大多喜愛辛辣、鹽製品，若能改掉此習慣，多吃肉、魚、雞蛋、植物油、青菜，即可改善。

(2) 五十肩

復。

洪先生曾患過兩次肩痛，第一次即令他痛苦難當。開始飲用醋後才慢慢恢

漫長的寒冬結束，天氣終於轉晴，可打網球，正是可充分享受的時候，洪先生勉強把球撿起來，卻扭痛了肩膀。於是立即前往醫院就診。結果反而替自己惹來痛苦。醫院打完針後，醫生說「儘可能不要動到肩膀，回去後在工廠的診所內注射一個月左右。」洪先生依囑照做之後，胳膊無法向後旋轉，也無法結好衣帶。

之後，到工廠附近的整骨求診，可惜運氣不好，這位整骨師是位年輕又缺乏經驗的人，想冷敷以將關節內重合處分開，由於痛苦難當，洪先生要求他住手。

但是，洪先生本身用到右手的機會相當多。若置之不管會造成許多不便。今年秋天，聽到市內有位老練的整骨醫生。經過二個月治療後，終於將黏住重

合部分分開。

這位整骨醫生用溫熱的藥草置於濕布上熱敷，每天剝下一點，之後告訴洪先生「以後需忍受痛苦，每天拿著裝滿水的水桶來回揮舞做運動」。這個體操運動真的治好洪先生的病。

此後，有一次和附近小孩玩棒球的投接練習時，勉強自己投球，又引起關節內部發炎。

原本以為一定再度苦痛難挨，但由於已是第二次經驗，洪先生一邊大量喝醋，一邊迫使自己揮動胳膊，就這樣治好洪先生的第二次肩膀痛。

關節內部發炎時，會產生如纖維素的舔狀物而黏連在一起。這個纖維素，黏住的胳膊無法動彈，其實這時更要大幅使用胳膊活動肩膀。同時，大量飲用可清血的醋或枸櫞酸。可用醋濕布來敷，新腫以冷敷治療，舊傷則用熱敷來處理。

6. 醋與其他的疾病

(1) 肩膀酸痛

肩膀酸痛是因疲勞根源的乳酸於體內凝固而引起的症狀。能消除乳酸的藥，除了醋或枸櫞酸之外別無他物。

輕微的疲勞，可由肝機能自行消除，然而現今的人大多陷於過度勞動。為了去除疲勞，醋或枸櫞酸為必需物，此法已再三重複。

打字員、文書工作人員、鋼琴家等經常使用胳膊的人，請大量飲用醋或枸櫞酸，並多吃肉、魚、雞蛋、青菜及軟骨。也有因體質關係，大量飲用醋及吃肉、魚等食物之後仍無法痊癒的人，然而尚可令他感到輕鬆。

不過，肩膀酸痛和肩痛的症狀不同。肩膀酸痛痊癒後仍感覺肩痛者，可能是胸腔或腹腔中有異常，為求慎重請儘早就醫診治。

(2) 齲齒

大部分的蛀牙或牙周病都因蛀齒漸漸擴散及惡化而成。所有的人幾乎都是到牙科治療，不僅費時而且痛苦又花錢。一顆牙齒治療終止時，另外的牙齒狀況又開始惡化，如此反覆，即使特意準備的美食也無法辨其美味。牙齦肉衰弱後，牙齒會搖晃，甚至導致神經官能症。

許小姐在紡織工廠工作時，經常到牙科治療。有一次偶然在舊書店中看到齒科醫學書中寫著「牙齒有自然治癒力」「牙痛時，痛楚神經會往後退，體液中的鈣會自動填補空隙」。

看了之後，許小姐開始認為「為了不使蛀牙繼續惡化，需避開身心的疲勞。如果沒有多餘的休養時間，至少要喝醋，多吃含有鈣或維他命的蔬菜，如此應該可以防止蛀牙」。

從此，許小姐對於舊蛀牙才看牙醫，新的蛀牙則用醋治療，防止其繼續惡化。由此得證，確實有其自療力。

蛀牙不僅和外部疲勞有關，和體內的疲勞亦有關連。總之，體內疲勞積存，體液持續酸性則產生蛀牙。這是因防止血液酸性化，將骨頭及牙齒的鈣質削除。因此，若能每天多喝醋或枸橼酸，充分攝取肉、魚、青菜等食物，可預防蛀牙。況且，即使得病也能治療。

(3) 牙周病

孟先生本身有蛀牙及牙周病的經驗。年輕時孟先生的牙齒非常健康，能夠輕鬆咬破梅乾的果核。但事後才體會，不管多好多健康的牙齒，都不能拿來咬梅乾的果核或開啤酒蓋。以後儘可能不再咀嚼硬物，這可做到預防牙周病的第一步。

罹患牙周病時，首先牙齦會腫痛，不得不拔牙時，請於齒齦上塗抹枸橼酸，含水五分鐘後，將水吐出。翌日應可消腫。

為何這個方法可以治療牙周病的痛苦？普通的狀況下，唾液已含有殺菌力，若是牙齒過度勞動的情況，化膿菌會異常繁殖，此時只靠唾液是無法處理的。於是引起蛀牙或牙周病等病痛，飲用枸橼酸時可消滅黴菌及治療。

敬請試試看：將枸橼酸粉末弄濕塗抹於右手，左手按住雙唇，將枸橼酸粉末塗於感覺痛的齒齦上，含些許水，閉上雙唇約五分鐘，也許會刺痛得令人流淚，然而這就是功效所在，請稍加忍耐。

(4) 香港腳

和蛀牙、牙周病等相同情況，同樣也有很多人為了香港腳而苦惱，目前為止，市面上尚無特效藥可治療頑固的香港腳病毒。

眾所週知，香港腳是因黴菌中的白癬菌所引起的疾病。黴菌是一種強過細菌千倍的菌類，相當難以對抗，特別是多濕的地區，很適合香港腳黴菌的繁殖，經常是治好不久後又再復發。

身體健康者，不易罹患頑固的香港腳，即使不小心得到，也很容易痊癒。平常請儘可能飲用枸橼酸或醋，調整身體狀況。

光喝醋或枸橼酸是無法治好的，對於頑強的香港腳，必需於患部加以塗抹，或敷以醋濕布，或將患部直接浸泡於醋中。只是若患部已被抓傷者，易被凍傷，見到肉的部位請勿直接浸泡。

醋可將黴菌及細菌殺死，但食用醋及枸櫞酸都屬微酸，欲將細菌完全殺死需多費些時間。因此，塗上醋後，黴菌或細菌都處於靜止狀態。

若是塗抹於抓傷且露出肉的部位，會感覺劇痛。況且醋是如水般的細小分子，會由肉的表層，滲透進入體內。當然醋進入體內是毫無妨礙的。然而令人擔憂的是部分有害細菌，可能隨同醋一起進入人體。

經常可聽到用枸櫞酸塗抹患部治療香港腳之說，不過，最好用比枸櫞酸強三倍功效的食用醋較好。

(5) 口臭、口腔炎

自己大多不會察覺口臭。多數是由他人告知的。比方說，戀人之間，雙方一靠近時，若有口臭，可能百年之戀都會瞬間毀滅。

口臭發生的原因，若是有蛀牙，每天不忘進行口腔清潔及保養，或是立即就診。若是因身體不健康引起的口臭，可用醋或枸櫞酸治療。

胃腔難安時胃液分泌較少，無法充分消毒所吃下的食物而引起。體內乳酸菌大量增加，吞噬所吃的食物，產生乳酸，形成胸口胃腔難受。若持續胃下垂的狀態，除乳酸菌外，也會產生酪酸菌。乳酸沒有異味，酪酸則會釋出惡臭味，因而產生口臭。

酪酸的異味，類似起司味。歐美人不喜歡聞日本蘿蔔乾及味噌味道，日本人厭惡聞真正的起司味，且有許多人不吃。這兩者都是因酪酸之故。

因此，為口臭所苦惱的人，每日請喝醋或枸櫞酸，使胃液分泌正常化，並請多吃可以增加胃壁厚度的肉類、魚、雞蛋等食物。即可消滅酪酸菌，又能令周遭人感覺不快的口臭亦隨之消失。

口腔炎，口中會有白色斑點，發痛。以前黴菌被認為是原因。現在被定論為病毒才是病因。

口腔疾病的治療，首先於患部塗抹碘酒，以消滅黴菌或病毒。由於口腔炎易引起維他命C不足，請飲用醋或枸櫞酸的同時，多吃青菜。

另外，馬上見效的方法，與前面所提的牙周病相同，將枸櫞酸的溶液塗抹於患部，含少許水，暫時可使其靜止，在翌日之前痛苦會消失。

(6) 青春痘

古諺說「青春痘是青春的象徵」，當然，健康的青年男女都會有青春痘，但是，它卻帶來面貌上的苦惱。

因此，為了青春痘而苦惱的人，請立刻飲用枸櫞酸，在臉上青春痘患部也塗抹枸櫞酸，大約一星期即可見效，而且皮膚會比以前更好。

醋或是枸櫞酸，對於愈健康的人愈有效，對於治療青春痘更有其功效。

另外，枸櫞酸更是化妝品不可欠缺的要素之一，因此長期用來洗臉可預防青春痘，甚至能改變膚質成為白膚的美女或帥哥。

附帶一提，曾遭化妝品之害，使臉部受到傷害的人，請飲用枸櫞酸並加以塗抹。持續使用定可痊癒。

(7) 狐　臭

狐臭在醫學上稱為腋臭症，係指腋窩腋下的頂漿分泌腺發生異常。起於青春期，結束於老年期，特別是因精神感動時，導致發汗增強而有惡臭味。

這種獨特的體臭味，似乎有外國人喜好，一般人都不喜好此味且都厭惡至極。

狐臭產生的惡臭味是因細菌居於局部而引起。飲用醋或枸櫞酸，隨著體內的掃除，並於局部塗抹枸櫞酸殺菌，即可治癒。

第四章　醋的健康料理

1. 醋提升料理風味

(1) 增加風味

醋是一種相當有益身體的食品，除此之外，也可用於染料方面，效用頗多。

首先，在料理方面，醋能增加食品風味，調和柔化調味料，增加整個料理的美味。醋亦能去苦味、魚腥等，在殺菌及保存方面亦有其相當功用。

夏天所吃的涼麵，於其中加入數滴醋，必能增加其美味。此外，冷豆腐中所附的調味醬油，加入生薑及醋，更加美味可口。

味噌湯中或其他湯類，加入少許醋，會更加鮮美爽口。

咖哩飯的味道，依調味料不同而改變，有些家庭風味的咖哩飯中會加入蘋果汁。這是因為蘋果的酸味和咖哩的香辛料很適合。因此，咖哩中加入少許醋後，口味更順口。

在中華料理店中，桌子上經常可見放置醋瓶，在家中吃泡麵時，加入二、三滴醋，風味必定不同。

(2) 沖淡鹹苦味

醋可以中和鹽份，使味道適中。鹹鮭魚過鹹時，請用醋加以中和。一定可以柔和及沖淡其鹹味。

墨魚、鯉魚的鹹味，只需滴入少許醋，即可去除刺舌的鹽鹹味。若不如此處理，很可能因過於攝取鹽分而對身體造成傷害。

料理店或餐廳中食用烤魚時，一定會附上檸檬片，這也是用檸檬汁，即為枸櫞酸來柔和鹽鹹味。加上醋也會有同樣效果。

已再三強調過，鹽製品由於鹽分含量過多，因而不該多吃，然而「一夜醃漬」對於忙碌的現代人卻很合適，夏天由於氣溫高很適合醃製，冬天較費時。材料中加入醋，一夜即可醃製成功。

(3) 消除澀味

醋可去除蔬菜的澀味，亦即可去除令喉嚨感覺不快之味。

將牛蒡去皮後，放置一旁，不久即變黑色。若將變黑的牛蒡放入醋中加以攪拌又可恢復白色。另外煮食時，加入醋亦可使其外形完整潔白。去除澀苦味，吃起來會更滑潤爽口。

土當歸（植物的一種）和牛蒡一樣，加入醋液中浸泡，攪拌後可使其變白。

將蓮藕浸泡於醋液中，煮食時又於水中加入醋液，蓮藕會又白又乾淨，口感更好。所謂口感好，是因醋已終止黏蛋白等物質的黏性作用。

花椰菜要燉煮得乾淨及保持原有色澤，可加入少量的醋。有關芋頭、竹筍等食物的澀味，都可用少量的醋去除。

(4) 去除黏液

鮑魚的黏液可用醋清洗乾淨，用水和醋的比例各一半的方式清洗。

芋頭有非常強力的黏液，若未將此黏液去除，調味料無法滲入其中。去除黏液的方法是水中加入二大杯的醋，滾沸煮熟後取出芋頭，用清水清洗即可。

(5) 中和脂肪

奶油燒烤或豬油或植物油等的燒烤，如果於其中加入醋，會使油的濃度適中，好吃爽口。

(6) 防止腐臭去除腥臭味

醋可保持食物的新鮮度，防止腐敗，用途非常廣泛。

醋在去除魚腥味方面擁有超強效力。我們一般所熟悉的竹筴魚、鮪魚、鰮沙丁魚等「醋料理」，可說是有效利用醋特性的料理。味美價廉又有益健康。

此外，魚的烹調方面，可用醋加以醃製保存，而且醋可使魚骨軟化，是攝取鈣質的最佳食品。

2. 醋料理實例（材料都是二人份）

(1) 蔥芥末醋拌味噌

【材料】

蔥二棵、芥末醋味噌（白味噌二大杯、蛋黃½個、砂糖四大杯、芥末½小杯、醋二小杯）、鹽。

【作法】

①芥末醋味噌，先在白味噌中加入蛋黃、砂糖，以慢火攪拌，待冷卻後加入芥末及醋。

②蔥先用鹽水燙過，瀝乾蔥上的水，每段三公分左右的切法，將其加入芥

末醋味噌中混合攪拌即可食用。

(2) 醬拌蛤肉裙帶菜

【材料】

蛤肉一百公克，裙帶菜五十公克，生薑切絲片少許、醋味噌（味噌、料酒各大三杯、砂糖、醋各一杯半、芥末½小杯）

【作法】

①鹽水將蛤肉洗淨並瀝乾水分。用一杯酒加熱，加入蛤肉熱炒後瀝乾其汁，淋上少許醋。

②裙帶菜中加入熱開水，燙過後，去除乾硬部分，將每塊長度切為約三公分，澆上醋。

③醋味噌中加入蛤肉及裙帶菜攪拌，再放入生薑絲片即完成。

(3) 醋拌竹筴魚

【材料】

小尾竹筴魚四尾、二條小黃瓜、鹽、醋（醋、水各二大杯、鹽¼小杯、醬油二、三滴、砂糖一小杯、料酒及削好的柴魚片各少許）。

【作法】

①將魚去骨後，切開成三塊，撒上鹽，放置約三十分鐘。之後用水清洗，浸入醋中約五分鐘，用手將薄皮撕去。

②小黃瓜切薄片浸泡鹽水，之後將水瀝乾，醋中加入水和調味料混合煮開後加入柴魚片，後冷卻。

③之後，將小黃瓜及竹筴魚置於器皿中，沾醋食用。

(4) 鰮沙丁魚醋拌小黃瓜

【材料】

鰮沙丁魚四尾、生薑、鹽、炸油、醋小黃瓜（小黃瓜磨碎，水分瀝乾、一大杯醋、$1/5$杯鹽、$1/2$小杯醬油、砂糖一小杯）。

【作法】

①鰮沙丁魚去頭及內臟，用水洗淨，瀝乾水分、輕撒上鹽、沾滿小麥粉後油炸。

②將磨碎後的小黃瓜放入醋中，加入調味料製成合成醋。小黃瓜和醋混合後，時間一久會變色，請食用前擦碎。

③油炸後的鰮沙丁魚，將油瀝乾後盛於器皿，澆上碎黃瓜醋，趁熱食用。

(5)當歸竹筴魚拌醋

【材料】

當歸$1/4$支、小尾竹筴魚二尾、小黃瓜$1/2$條、合成醋（醋二大杯、砂糖一大杯、醬油$2/3$小杯）、生薑切碎、鹽、醋。

【作法】

①當歸去鬚，並斜切細片。

②竹筴魚去骨撒鹽，用醋清洗後剝皮。去皮後，魚肉上斜切幾刀。

③接著，將魚肉和當歸一起置於器皿上，澆上合成醋，並於器皿角落上放置生薑碎片。

這道菜很適合當下酒菜。

(6) 醋泥鰮沙丁魚

【材料】

鰮沙丁魚二尾、乾裙帶菜十公克、生薑切絲，自調醋（乾松魚高湯、料酒、砂糖一大杯、淡醬油一小杯、醋二大杯、少許鹽、澱粉一小杯）。

【作法】

①自調醋作法：先將乾松魚高湯和調味料煮開，接下來將澱粉溶於一小杯水中成泥狀冷卻。

②將鰮沙丁魚用手扳開撒上鹽，放置約二十分鐘，醋漬十五分鐘左右，切

塊約一公分的大小。

③乾裙帶菜用水浸泡恢復，去硬塊部分，以醋清洗切塊。

④器皿上放置鰮沙丁魚及裙帶菜，澆上自調醋，放上生薑絲即完成。

(7) 牛肉芥末醋拌味噌

【材料】

牛里肌肉二百公克、蔥半支、四季豆四十公克、番茄½個、芥末醋味噌（白味噌四十公克、醬油½小杯、砂糖、醋一大杯、芥末½小杯）。

【作法】

①一整塊的里肌牛肉撒上鹽、胡椒後，置於器皿上，撒上少許米酒，蔥切小段放入，蒸約二十分鐘。里肌肉以竹筷子針刺，直至沒有湯汁，加以冷卻後，切成長五公分寬一公分的條形狀。

②四季豆以熱水燙撈起冷卻，番茄熱水燙後剝皮切成薄薄半月形，去子。

③芥末醋味噌（白味噌、醬油、砂糖、醋）混合煮開，煮至最後加入芥

末。煮的時間太久會失去味噌風味，請以大火煮開。

④里肌肉、四季豆、番茄相互混合，醬拌芥末醋味噌盛於器皿上。

※肉也可用豬的腿肉、雞翅肉代替。

(8) 醋拌金針菇

【材料】

金針菇二束、芹菜½束、合成醋（湯汁〈海帶、鰹魚煮出的湯汁〉、醋一大杯、醬油½大杯、砂糖一小杯）。

【作法】

①將金針菇根部切除後對半切，入水燙過後瀝乾水分。芹菜燙水後，以長約三公分左右切塊，擰乾。請注意，水煮時間過久時香味會跑掉。

②器皿中放入燙過的金針菇及芹菜，澆上合成醋即可。

(9) 醋蓮藕

【材料】

蓮藕一節、調和醋（醋四大杯、砂糖一大杯、鹽⅔小杯、淡口醬油⅔小杯）、紅梅醋附杯的⅓杯、海帶細切、紅辣椒醋。

【作法】

①將蓮藕去皮，七公分左右的厚度切片，浸於醋水中，去其澀味。

②鍋中放入半數的蓮藕，加上醋，溫火煮開後熄火。若沒有紅梅醋時，請將全部的蓮藕放入鍋煮開。

③接著，將海帶及去子後的紅辣椒放入少許，浸漬二十分鐘後即完成。

(10) 蛋拌芝麻醋

【材料】

蛋一個、½條小黃瓜、粉絲十公克、芝麻醋（白芝麻一大杯、醋二大杯、砂糖1/4大杯、少許鹽）、鹽。

【作法】

①蛋打勻後加入少許鹽。放入鍋中作成烤蛋，之後切絲。

②小黃瓜浸漬鹽分後清洗乾淨，且瀝乾水分切條絲狀，再撒上少許鹽後弄軟。粉絲用水燙後撈起，以冷水洗淨，並瀝乾水分。

③將預先準備好的材料充分混合後，淋上芝麻醋即可。

(11) 醋拌洋蔥及裙帶菜

【材料】

洋蔥二個、裙帶菜1/3束、削好的柴魚片、檸檬、合成醋（半杯醋、1/4杯醬油）。

【作法】

①洋蔥儘可能切細片，浸泡冰水約二十分鐘後，移至竹簍瀝乾水分。裙帶菜用熱水燙過後撈起瀝乾水分。

②將上述的洋蔥及裙帶菜盛於器皿上，澆上合成醋，加上二大杯的柴魚片，加上檸檬片。

適合作為啤酒下酒菜或臨時的小菜。

⑿生菜沙拉拌味噌醋

【材料】

生菜二棵、裙帶菜½束、生薑切碎、醋味噌（味噌五大杯、砂糖五大杯半、醋二大杯）。

【作法】

①將生菜一片片洗淨後瀝乾水分。裙帶菜泡水使其復原，並去筋硬部分，每四、五公分左右切塊。生薑細切成碎屑狀。

②器皿上先平放醋味噌、醋味噌上再放生菜及裙帶菜，生薑碎片則置於最上層。

(13) 海帶醋拌蘿蔔

【材料】

海帶二十公分、蘿蔔½小條、酒、紅辣椒、甜醋（砂糖二大杯、醋三大杯）。

【作法】

①海帶以三公分左右長度等切，二大杯酒中加入少許水、浸漬海帶約二至三小時。蘿蔔薄切小塊。

②海帶軟化後切絲。甜醋混合浸漬海帶的水，加入酒一起煮開，熄火前加入蘿蔔及切絲的海帶，待其冷卻。

③盛於器皿上，並加入切細的紅辣椒，使其看來美味。

⒁黃瓜甜醋拌小沙丁魚乾

【材料】

小沙丁魚乾三大杯、小黃瓜½條、甜醋（二大杯醋、一大杯半砂糖、少許鹽、二小杯水）。

【作法】

①將沙丁魚乾置於網中用水洗後瀝乾水分，小黃瓜切片加鹽。

②製成甜醋後，將沙丁魚及小黃瓜的水分去除後，加上甜醋。

這是一道很簡單即可攝取鈣質的料理。

⒂醋漬鯖魚

【材料】

半片去骨鯖魚、海帶（長約二十公分）二條、醋、鹽。

【作法】

鐘。

①將半片鯖魚鹽漬約二小時，之後用清水洗淨，置於器皿中醋漬約二十分鐘。

②用浸滿醋的布巾擦拭乾淨海帶的表面。

③待鯖魚變白後，自器皿中取出，去薄皮。將海帶平放在之前醋漬鯖魚的器皿中，鯖魚置於海帶上，鯖魚上再平放海帶，輕壓及浸漬二十分鐘左右。

④之後取出鯖魚，自外側以五公分厚度切塊，盛於器皿上即可食用。

(16) 醋拌秋刀魚醬

【材料】

秋刀魚一尾、蔥五支、檸檬切片半月形、合成味噌（白味噌一大杯半、砂糖一大杯、醋一大杯半）。

【作法】

①秋刀魚去骨切開三片，鹽漬約三十分鐘後再醋漬五分鐘，去皮瀝汁細切。

②取秋刀魚及蔥的汁和合成味噌相混合，盛於器皿上，器皿上放檸檬片即可食用。

(17) 三杯醋鯨魚肉拌小黃瓜

【材料】
白鯨肉七十公克、小黃瓜二條、薑切碎、鹽、醋、三杯醋（醋⅔大杯、醬油⅓小杯、鹽、砂糖各一小杯）。

【作法】
①白鯨肉切塊，大小以易入口為原則。小黃瓜切片，用鹽揉搓絞乾，再加入二小杯醋混合擰乾，生薑切成細絲。

②將事先準備好的白鯨肉、小黃瓜、生薑絲加三杯醋攪拌後盛於器皿上。

此道菜適合缺乏食慾者食用。

(18) 醋拌魚肉山芋丸子

【材料】

黃身醋（大蛋一個、蛋黃一個、醋一大杯、砂糖½小杯、鹽¼小杯）、魚肉山芋丸子二顆。

①首先調製黃身醋：將蛋及蛋黃放入鍋中混合打勻，以溫火煮開，用六付木筷子均勻將蛋打散。

②待其變白變濁後，加入少許醋、糖、鹽混合，且不斷地用筷子攪拌，煮至無水分為止。

③器皿上放入用鐵鋼燒烤而成的魚肉山芋丸子，加上黃身醋攪拌即完成。

(19) 雞胸肉蘿蔔捲

【材料】

蘿蔔十公分、雞胸肉四塊、小黃瓜十公分　、甜醋（三大杯醋、料酒一杯半、砂糖¾大杯、少許鹽混合而成）、鹽、料酒、山葵菜泥。

【作法】

①將蘿蔔切成十公分寬、十五公分長的形狀二片，浸於稀釋鹽水中，浸至柔軟為止。

②雞胸肉放入熱水中去霜，小黃瓜直切四條，用料酒洗滌蘿蔔、雞胸肉、小黃瓜。

③捲簾上先平放去汁後的蘿蔔，再將雞胸肉橫放於上面，以小黃瓜為中心捲成圓形狀後等切三等份。

④將其置於器皿上，淋上甜醋即完成。

(20) 雞皮碎絲

【材料】

雞皮五十公克、中白蘿蔔三公分、紅蘿蔔三公分、合成醋（醋三大杯、砂糖加水一大杯、少許鹽）、白芝麻、鹽、醋。

【作法】

①雞皮用熱水燙後冷卻切絲，白蘿蔔及紅蘿蔔切細絲狀，撒上¼的鹽，軟化後，加上醋混合擠乾水分。

②將雞皮和白蘿蔔及紅蘿蔔相混合，淋上合成醋，撒上白芝麻即完成。

(21) 里肌肉醋拌竹筍

【材料】

豬里肌肉五十公克、蔥葉、少許生薑、熟竹筍一百公克、芥末醋味噌（芥末泥醬⅓小杯、醋⅔大杯、醬油少許、鹽¼小杯、砂糖½小杯混合而成）、酒、醋、秦椒芽。

【作法】

①將蔥葉、生薑切碎及一小杯酒放入鍋中煮開後，加入整塊豬肉燉煮。之後將肉取出切塊三、四毫米的厚度，再切細絲狀。

②熟竹筍長度以四公分左右切絲，加入½大杯醋混合，輕輕擠乾水分。

③最後，加入肉和竹筍及醋味噌相混合，配上秦椒芽即完成。

(22) 芥末醋拌豬肉

【材料】

豬肩肉一百二十公克、生薑少許、蔥一束、豆芽菜一百五十公克、芥末味噌（紅味噌四大杯、砂糖三大杯、洋芥末一小杯混合而成）、鹽。

【作法】

①豬肩肉切塊，加入少許鹽及碎薑，用熱水煮開。

②將蔥稍微用熱水燙過，長度約為五公分切段。豆芽菜洗淨後，立即放入鍋內，加入少許鹽混合蒸煮。

③將豬肉及洋蔥瀝乾其水分，混合攪拌後盛於器皿上，再澆上芥末味噌醋即可食用。

3. 醋養生驗方

(1) 胃炎、胃痛等

【材料】食醋五百毫升，黃連、白糖、山楂片各五百克。

【作法、用法】

①食醋以瓶裝米醋，將上述材料加水四千毫升，混合浸泡七天，濾其渣後服用。

②每天三次，飯後每次服五十毫升。

【功效】具有緩急止痛，消食健脾，厚腸胃的作用。

※　※

【材料】米醋、大蒜各適量。

【作法、用法】

①米醋煮大蒜。
②於佐餐食用。
【功效】主治胃痛。

※　※

【材料】醋三十毫，連鬚蔥頭一個。
【作法、用法】
①蔥頭切碎，與醋同煎後熱服。
②覆蓋棉被使汗流出。
【功效】治療傷寒初覺頭痛身熱。

(2) 高血壓

【材料】米醋適量，吳茱萸十克。
【作法、用法】
①吳茱萸研成極細粉，用米醋調糊狀，外敷雙足心。

②每晚一次，五天為一療程。

【功效】平肝降壓。

(3) 高血脂症

【材料】白醋一瓶，花生米二十八粒。

【作法、用法】

①花生米加白醋，以浸沒花生米為度，密封後放置陰涼乾燥處一週以上，時間長更好。

②睡前取四粒，細嚼慢嚥，連服七天為一療程。血壓正常者，隔日服一次，每次二粒。

【功效】明顯降血壓，軟化血管等作用。

(4) 糖尿病

【材料】醋四百毫升，打散生雞蛋五個，蜂蜜二五〇毫升。

【作法、用法】

①生雞蛋與醋一五〇毫升混合，泡約三十六小時，再用醋、蜂蜜各二五〇毫升與之混合，和勻後服。

②早晚各服十五毫升。

【功效】治療糖尿病。

(5)冠心病

【材料】花生仁、米醋適量。

【作法、用法】

①將花生仁浸在米醋裏二天，每天起床後取十～十五粒服用。

②或每晚醋浸十～十五粒花生仁，第二天早晨連醋一起服用。

【功效】治療冠心病。

(6) 黃疸

【材料】食醋十五毫升，綠茶一～三克。

【作法、用法】

①醋、茶置入杯中，加開水三百毫升浸泡五分鐘。

②分三次服用，每天一劑。

【功效】治療黃疸。

※　※

【材料】米醋六十毫升，雞蛋一個。

【作法、用法】

①雞蛋連殼燒炭，研末，用米醋調勻。

②頓服，每天一次。

【功效】治療黃疸。

(7) 病毒性肝炎

【材料】醋六百毫升，雞蛋十個。
【作法、用法】
①雞蛋連殼燒成炭後，研成末，和醋調勻。
②每次用一個雞蛋和六十毫升醋，每天服一次，連用十天為一療程。
【功效】清熱、利濕、化濁。

※　　※

【材料】米醋一千毫升，豬脊椎骨五百克，紅糖適量。
【作法、用法】
①將豬骨砸碎後，與米醋、紅糖放入鍋內煮沸三十分鐘。待涼後，用消毒紗布絞汁，裝瓶備用。
②每天三次，每次三十～四十毫升，飯後服用。
【功效】補陰益髓，養肝解毒。慢性肝炎者適用。

(8) 腹瀉、便秘

【材料】米醋二五〇毫升，大蒜十個。

【作法、用法】

①大蒜洗淨，搗爛成泥，和米醋徐徐嚥下。

②每天三次，每次約一個大蒜。

【功效】消炎止瀉，治療急性腸炎腹瀉，水樣便。

※　※

【材料】白醋適量。

【作法、用法】

白醋調冷，與開水各半服下，如沒有不良反應，第二天可再飲一次。

【功效】治療消化不良性腹瀉。但胃酸過多者忌用。

※　※

【材料】食醋一勺，白開水2杯。

【作法、用法】
①每天清晨飲一杯加入一勺醋的溫開水，再飲一杯不加醋的溫開水。
②活動半小時左右，中午即可有便意，長期服用效果更佳。
【功效】生津通便。治療習慣性便秘。

※　※

【材料】大白菜一片，醋、糖、醬油、澱粉各適量。
【作法、用法】
①大白菜洗淨，切成薄片，用油炒至八成熟。
②將醋、糖、醬油、澱粉調成汁，倒入鍋內，拌炒大白菜均勻。
【功效】防治便秘。

(9) 細菌性痢疾

【材料】醋十毫升，綠茶一百克。
【作法、用法】

①綠茶加水煮取濃汁三百毫升。

②每次服一百毫升，加醋趁熱飲用。每天三次。

【功效】殺菌止痢、清熱解毒，治療急性細菌性痢疾。

(10) 風濕性關節炎

【材料】米醋一瓶（五百克），蔥白一兩。

【作法、用法】

①米醋煮沸後，加入切碎的蔥白再煮一～二沸，去渣。

②用紗布或脫脂棉外敷患處，一天二次，一次二十～三十分鐘。

【功效】消腫止痛，溫經通絡作用。

(11) 足跟痛

【材料】食醋一千克，夏枯草五十克。

【作法、用法】

①夏枯草浸入食醋內二～四小時，再煮沸十分鐘，過濾。
②趁熱用濾液薰足，待藥液變溫後，浸泡足跟二十分鐘，每天二次。
【功效】軟化骨刺，緩解足跟痛。

(12) 腰扭傷

【材料】米醋一百毫升，濃茶汁二百毫升。
【作法、用法】
①米醋與濃茶汁共放鍋內燒熱。
②一次服完。
【功效】治療閃挫腰痛。

(13) 癬

【材料】米醋一百毫升，大黃一百克。
【作法、用法】

①將大黃放入米醋中，浸泡十天。
②用此液浸泡患手，每次二十分鐘，每天二次，一週為一療程。
【功效】大黃對致病真菌有抑制作用，食醋能使酸收斂，有散淤滅癬之效。

※　※

【材料】陳醋七十五毫升，鮮荸薺十個。
【作法、用法】
①荸薺去皮，切片浸醋中，與醋一起放鍋內文火煎十多分鐘，待醋乾後，將荸薺搗成泥狀。
②取少許塗患處，再用紗布摩擦，當局部發紅時再敷藥泥，貼以淨紙包裝，每天一次，至癒為止。
【功效】治療牛癬。

※　※

【材料】雞蛋二個，米醋適量。

【作法、用法】①將雞蛋浸泡於米醋中七天，密封勿漏氣。

②取出後用雞蛋搽塗患處，一～三分鐘後再塗一次。每天塗二～三次，不可間斷，以癒為度。

【功效】養血潤膚，活血通絡，治療牛皮癬呈暗紅色斑塊者。

(14) 帶狀疱疹

【材料】食醋、蚤休粉各適量。

【作法、用法】①食醋、蚤休粉調勻備用。

②每天二～四次塗搽患處，約七天可癒。

【功效】清熱解毒作用。

⑮ 皮炎、汗斑、疣

【材料】醋、巴豆各適量。

【作法、用法】

①將醋倒入粗土碗內，用去殼的巴豆仁磨漿。

②患處先用一％的鹽水或冷開水洗淨揩乾，再擦藥。每週一次。

【功效】適用早期皮炎，皮膚上見丘疹紅斑，局部瘙癢。

※　※

【材料】鮮蒜瓣，米醋各適量。

【作法、用法】

①將蒜瓣搗爛，用紗布包紮浸於醋內，二～三小時後取出。

②擦洗患處，每天二～三次，每次十～二十分鐘。

【功效】清熱祛風。治療風熱交阻型皮炎。

※　※

【材料】瓶裝陳醋五百毫升。

【作法、用法】

①將陳醋放入鍋中熬至五十毫升。

②患部用溫水洗淨，以醋搽之，每天早、晚各一次。

【功效】治療皮炎。

※　※

【材料】食醋五百毫升，苦參二十克，花椒十五克。

【作法、用法】

①食醋放入鐵鍋內煮沸，濃縮成五十毫升，裝入乾淨大口瓶內。

②將苦參、花椒洗淨放入瓶內，浸泡一週後即可使用（浸泡時間越長越好）。

③用溫水洗淨患部，用消毒棉籤蘸食醋糊劑塗擦病變部位，每天早、晚各一次。

【功效】治療皮炎。

※　※

【材料】食醋五百克。

【作法、用法】

①食醋（瓶裝陳年醋最佳），放入鍋內煮沸濃縮至五十克，裝瓶備用。

②使用前抓撓患處皮膚，再用溫開水洗淨患處，然後用消毒棉球蘸濃縮食醋搽抹患處。每天早晚各一次。

【功效】醋是食藥兩用佳品，有散瘀、止血、解毒、殺蟲作用。治療神經性皮炎。

※　※

【材料】食醋、三七粉各適量。

【作法、用法】

①用食醋、三七粉調成膏狀。

②外敷患處，每天二～三次。

【功效】消腫定痛，活血化瘀等作用。治療黃褐斑。

※　　　※

【材料】米醋一百毫升，鮮山薑二十克。

【作法、用法】

①將山薑搗碎，放入米醋內浸泡十二小時，密封保存備用。

②以肥皂水洗淨患處，用棉籤蘸藥水塗患處，每天一次，連用三天。

【功效】治療汗斑。

※　　　※

【材料】食醋七十毫升，雞蛋七個。

【作法、用法】

①雞蛋煮熟去殼，用竹筷刺若干小孔後，切成四等份裝入杯中，加入食醋，拌勻加蓋放置六小時。

②空腹連蛋帶醋一次服盡，每週一次。

【功效】治療常疣。

(16) 皮膚搔癢、疹

【材料】醋一五〇毫升，水二百毫升。

【作法、用法】醋加水燒熱洗頭，每天一次。

【功效】清熱祛風，治療頭部皮膚搔癢。

※　※

【材料】醋、醬油各等量。

【作法、用法】

①將醋、醬油混合，塗擦患處。

②用藥棉擦拭時不要用力過大，但要反覆擦拭，直至皮膚有熱感，擦拭結束，用清水洗淨。

【功效】清熱祛風。治療風熱外襲所致的皮膚搔癢。

※　※

【材料】醋一百克。

【作法、用法】醋盛盆內，將患手浸入一～二小時，浸後不要立即用清水洗，每天一次。

【功效】治療手部濕疹。

※　　※

【材料】米醋一百毫升，鮮木瓜六十克，生薑十二克。

【作法、用法】

①米醋、木瓜、生薑共入沙鍋煎煮，醋乾時，取出木瓜、生薑。

②早、晚二次服完，每天一劑，以癒為度。

【功效】疏風、解表、止癢。治療蕁麻疹遇冷加劇著。

※　　※

【材料】銀耳十二克，食醋、白糖適量。

【作法、用法】銀耳泡發，再用開水沖洗，掰成小塊，放在盤內，加白糖和醋拌勻後食用。

【功效】涼血消炎，治療蕁麻疹。

【材料】醋五百毫升，麥麩二五〇克。
【作法、用法】醋與麥麩混合攪勻，入鐵鍋炒熱，裝入布袋，搓擦患處。
【功效】治療風寒蕁麻疹。

※　※

(17) 腮腺炎

【材料】醋五百毫升，生薑、大蒜各一百克。
【作法、用法】
①生薑洗淨、切片，和整瓣大蒜一起浸泡在醋中，密封貯存一個月以上。
②在菜餚中酌量加用，服醋浸液十毫升。
【功效】防治流行性腮腺炎。

(18) 牙痛

【材料】陳醋一杯，茶葉三十克。

【作法、用法】茶葉開水沖泡五分鐘後濾出，以茶汁加醋服，每天飲三次。

【功效】治療牙痛。

(19) 尿道炎、結石

【材料】米醋一瓶（約五百克），鳳梨一斤、冰糖七兩。

【作法、用法】

①鳳梨去皮晾乾，切成塊狀，放入米醋中（陶甕）浸泡，再倒入冰糖。

②浸泡三十～四十五天即可飲用。

【功效】助消化、治咽喉痛、尿道炎、結石等。

(20) 疔瘡、癰瘡

【材料】醋、新鮮大蒜各適量。

【作法、用法】

①將大蒜搗成糊狀，包入消毒紗布中擰汁，和等量醋放入鍋內，用小火熬成膏狀。

②每天一次，敷於患處。

【功效】疔瘡未化膿時效果較佳。輕者三天，重者七天左右為一療程。

※　※

【材料】米醋、乾薑各適量。

【作法、用法】

①將乾薑炒成紫色，研為細末，用米醋調如泥狀。

②敷於患處四周留頭，藥乾則換。

【功效】治療外癰瘡初起。

※　※

【材料】米醋、米粉、蔥白各適量。

【作法、用法】

①米粉、蔥白炒黑，研為細末，以米醋調成糊狀。

②敷於患處，蓋以紗布、膠布固定，每天換四次。
【功效】治療外癰腫硬無頭，不變色者。

(21)烏黑秀髮

【材料】米醋五百克、黑豆一二〇克。
【作法、用法】
①不加水，以醋煮黑豆成稀糊狀，過濾去渣。
②用牙刷蘸醋液刷毛髮，每天一次。
【功效】烏髮澤髮，適於非遺傳性白髮症。

(22)塑身減肥

【材料】水果醋二百克，香蕉一百克，黑糖一百克。
【作法、用法】
①香蕉去皮，切輪狀約二公分厚。

②耐熱密封瓶內放入黑糖、香蕉、水果醋，稍搖晃。放進微波爐，中強度加熱三十~四十秒鐘，黑糖溶化即可。取出後，在室溫下待涼。
③每天早、午、晚各飲用一湯匙。
【功效】消疲勞，消浮腫，促進腸胃蠕動。

(23) 子宮出血

【材料】米醋、黃酒各一百毫升，雞蛋三個。
【作法、用法】
①將上列三種材料攪勻，煮成一百毫升。
②早、晚分二次空腹服下。

(24) 妊娠嘔吐

【材料】米醋六十毫升，白糖三十克，雞蛋一個。
【作法、用法】先將米醋煮沸，加入白糖使之溶解，打入雞蛋，待蛋半熟後，全部食之。每天二次。

【功效】治療胸脇脹痛、頭脹眩暈、煩渴口苦等的妊娠嘔吐。

(25) 幼兒哮喘、泄瀉、遺尿

【材料】糯米六十克，米醋五毫升，生薑五片。

【作法、用法】生薑搗爛，加入糯米、米醋一起煮粥，趁熱服用。

【功效】治療幼兒寒性哮喘。

※　※

【材料】紅茶或綠茶十克，米醋少許。

【作法、用法】用沸水沖泡濃茶一杯，或茶葉煎濃汁，加入米醋少許。

【功效】清熱利濕止瀉，治療幼兒泄瀉、口乾口渴。

※　※

【材料】益智仁九克，醋適量

【作法、用法】

①醋炒益智仁後，研細末。
②分三次用水沖服，連用六~七天。
【功效】治療幼兒睡中遺尿，小便黃臊。

4.加入枸櫞酸的健康飲料

(1) 可爾必思風味的飲料

【材料】牛奶二杯（約〇．四公升）、砂糖五百公克、枸櫞酸十公克。
【作法、用法】
①將牛奶及砂糖混合，以溫度六十度左右煮開後，放置冷卻。
②枸櫞酸量約十公克（兩小杯左右）加入一百cc的水，充分溶解。
③待上述所準備的牛奶充分冷卻後加入枸櫞酸搖勻混合。也可用脫脂奶粉代牛奶（鮮奶）。可能會有些許殘留物，可用紗布濾清。

如此放置一週後會更加美味。夏季裡，將其放入冷凍庫約一個月都不會腐壞，可當待客用飲料。

(2) 枸櫞酸雞尾酒

【材料】白酒、米酒、威士忌，或葡萄酒任一皆可，可隨自己喜好。自己喜好的酒中加入適量的枸櫞酸。

【作法、用法】

①充分調和後，酒之原味會被枸櫞酸的酸味蓋過。

②加入適量的枸櫞酸後，會令酒的原味消失，請務必注意。

5. 醋的種類與選擇

食用醋依其製法可分為：

(1) 浸泡醋

①穀類醋：米、麥、糙米、糯米、玉米等穀類。

②水果醋：葡萄、檸檬、櫻桃、蘋果、鳳梨等水果。

(2) 合成醋

以來源於石油合成的冰醋酸，加水稀釋成百分之三，再加入膠胺酸等調味料製成。

(3) 酒粕釀造醋

以酒粕和澱粉等為原料，做速成發酵。

即使是同樣名稱的醋，但因原料的使用量、製法、釀造時間等的不同，其有機酸、礦物質、氨基酸、維他命等成分也會有差異。成份的差異，自然地其預防疾病、增進健康等的效果會有所不同。

吃醋保健康是很好的觀念，但挑醋也是一門學問，在選擇醋時，其內容成分標示符合以下重點者，那可說是可以放心購買的好醋。

①原料為一種，標示沒有添加酒精。

②釀造期間在六～十個月以上。

③標籤上是否標示「純」者。

④記載釀造法為靜置發酵法。

「醋」，絕對是不可多得的佳品，能夠預防高血壓、高血脂等心血管疾病，降低膽固醇、減肥等功效。但建議胃不好的人，特別是胃潰瘍患者更要謹慎，如果胃酸多，就最好不要過多地吃醋。此外，如果醋裏含糖量過高，也不適合糖尿病患者食用。

6. 各種醋的功效

(1) 黑豆醋

預防骨質疏鬆症、關節退化，並有消水腫、補肝腎、活血利尿等作用，可排除體內毒素，增強體力及改善便秘等功效。

(2) 糙米醋

具有防止肥胖、淨化血液、養顏美容、消除疲勞等功效，並可預防高血脂症、動作硬化。

(3) 葡萄醋

具有補氣、補血、利尿、抗老化、消除疲勞、降低膽固醇、降血壓等作用，還有強化心血管、改善手腳冰冷，失眠等功效。

(4) 櫻桃醋

它是天然的維他命錠，具有活化細胞、養顏美容的作用，改善壞血病、心臟病、氣喘、感冒及維他命C缺乏症的功效。

(5) 蘋果醋

具有降低膽固醇，促進消化、降血壓、養顏美容、防癌抗老、減肥等作用，消除肺部髒物質，排除膽結石等功效。

(6) 檸檬醋

具有排除體內毒素、清除口臭、增強消化、養顏美容、減肥、消渴等作用，並有預防感冒，促進尿酸代謝，強壯肝臟機能、通便等功效。

(7) 鳳梨醋

具有預防結石、改善便秘、宿便、消腫去濕、利尿解渴、降血壓、潤喉等作用，治療退化性關節炎也有效。

(8) 蘆薈醋

具有增強免疫力、抗衰老、美顏護膚、淨化血液、消除脂肪等作用，還有改善髮質、皮膚、便秘及預防高血壓、糖尿病等功效。

(9) 桑椹醋

具有增加視力、壯陽益氣、補血、生津止渴、解毒、解風濕關節痛的作用，還有改善慢性肝炎、失眠、止咳、婦女白帶及去結石等功效。

(10) 蔓月莓醋

具有降低膽固醇、三酸甘油脂；預防胃潰瘍、膀胱炎、心血管疾病、尿道感染、老年痴呆症、皮膚老化等功效。

(11) 紫蘇醋

具有解海鮮類毒、解熱抑菌、孕婦安胎、防止老化、利尿、感冒、咳嗽等功效，並有促進消化液分泌、血液循環、行氣散寒等作用。

(12) 醋　精

是由糙米經發酵陳化沈澱，它富含維生素、酵素、礦物質、胺基酸、醋酸菌、有機酸等，可說是醋的精華，其功效與糙米醋相同。

7. 醋的生活妙方

◎打嗝不停時，喝一小杯醋，就可以停止。

◎睡前一杯冷開水，加一湯匙醋，喝後可以幫助睡眠。

◎失眠時，將蘋果醋加上等量的蜂蜜，只要喝一小杯，即可安然入睡。

◎便秘者每日酌量喝開水加醋，可以潤腸通便。

◎喝酒前後喝醋，或是吃一些加醋的小菜，都具有防止酒醉的效果。

◎溫開水加醋，喝下解酒。

◎將醋用水稀釋至不酸的程度後飲用，可以防止暈車。

◎開水加醋、食鹽，一次喝下可治輕度的腹瀉。

◎將醋和鹽各一大匙加入茶杯中，以整杯的水稀釋，然後用來漱口，對初期的感冒有效。

◎食慾不振時，喝點醋可以開胃。

◎醋加白糖沖開水，涼後喝下可解暑。

◎頭暈時喝些醋，可以緩解頭痛。

◎血壓高時喝些醋，可降血壓、軟化血管、降低血脂。

◎發燒時，用醋擦身體，可以降低體溫。

◎用醋塗抹蚊蟲叮咬處，可以減輕癢痛及消腫。

◎用浸醋的熱毛巾覆蓋額頭，可以治頭暈、頭痛。

◎在溫熱的洗澡水中，加少許醋，洗浴後會感覺格外涼爽、舒適。

◎將浸泡過醋的手帕，摀住暈倒者的鼻孔，醋味的刺激可使他清醒。

◎瘀血膿毒時，飲用醋可化瘀。

◎足部長雞眼，可用醋使之軟化，挑除就不會有困難。

◎將醋與甘油以五：一的比例混合，經常擦用，能使粗糙的皮膚變得細嫩。

◎皮膚乾燥時，可在洗澡時加些醋，可使皮膚光滑，消除肌肉疲勞，並中和未被沖下的肥皂鹼液。

◎流鼻血時，用藥棉蘸醋塞鼻，血即止。
◎牙膏上滴兩滴醋刷牙，持之以恆牙會變白。
◎醋水可以治療粉刺、面皰。
◎濃醋熱水泡腳可治療腳氣。
◎洗淨腳後，把患部泡在溫醋水中，每天泡二至三次，每次五至十分鐘，持續十天，香港腳就會痊癒。
◎如遇水火燙傷，用醋淋洗，能止痛消腫，防止起泡，傷好後無斑痕。
◎將稀釋的醋液搽在臉上後，皺紋會逐漸消失、美白。
◎用醋調石灰粉，塗敷腋下，每日二次能治療狐臭。
◎在飯館或公共場就餐前，用醋消毒一下筷子，可以預防腸道傳染病。
◎用醋灌洗肛門，或用棉球蘸醋塞入肛門過夜可治療蟯蟲病。
◎把醋、蜂蜜和蘋果汁以等比量放入杯中，用冷開水沖淡，每天飲用一次，可治療便秘。
◎燒醋開水薰屋子，可預防流感等上呼吸道疾病。

◎剪指甲前先用溫醋水泡手腳，甲皮易於修剪，甲縫中的污垢也容易清除。

◎白朮浸於白醋中，密封七天後取白朮擦雀斑和黑斑部位，每天塗，雀斑和黑斑會變淺而消退。

◎被太陽曬傷的紅腫疼痛，可以淡醋溶液輕拍患處，即能減少疼痛，使皮膚早日恢復美白。

◎魚骨梗喉，吞幾口醋，可使骨刺酥軟，順利嚥下。

◎跌打損傷，青紫瘀腫者，可用熱醋塗患處或用毛巾浸醋敷患部，一日三次，可活血消腫。

◎塗指甲油前先塗層醋，醋乾了再塗指甲油則不易脫落。

◎手中有刺拔不出來時，可用棉花沾醋，以繃帶綁好，這樣隔日即可拔出。

◎洗髮後用白醋塗於頭髮上按摩，再稍稍用清水沖洗，頭髮會變得柔軟黑亮、防止脫髮，洗髮時常加醋可去頭皮屑。

◎理髮吹風前，在頭髮上噴一點醋，吹燙的髮式能長久保持。

◎洗滌綢緞等絲織品，在水裡加些醋，有利於保持原有的光澤。

◎毛料褲子的經常摩擦部分，會變白發亮，蘸上1：1的醋水（一半醋一半水）輕搓，然後覆一塊乾布，用熨斗熨燙，就能去掉亮跡。

◎衣服上沾染了顏色或水果汁污跡，用幾滴醋輕搓幾下，就能去掉。

◎洗衣時加些醋，可使衣服變軟，去污容易，又可保護衣料。

◎洗完衣服，加少量醋漂洗能去除衣物的異味。

◎將衣褲改長時，褶紋不易燙平，可以沾點醋後再燙，褶紋就可以消除了。

◎將新絲襪浸於加醋的水中，即可除臭又可防止絲襪脫線。

◎在水中加些醋，將襪子浸泡約十分鐘後再清洗，可除臭味與殺菌。

◎洗滌有色布料時，在水中加一點醋，不易掉色。

◎絲品洗淨後，放在加入少量醋的清水中浸泡幾分鐘，晾乾後光澤如新。

◎尿布洗乾淨後，用醋水泡幾分鐘再洗淨，尿布可變柔軟。

◎新餐具放入一〇%的醋水內煮上兩三小時後再用，可除去新瓷器所含的微量。

◎新鐵鍋燒熱，倒進幾兩醋刷鍋後洗乾淨，以後炒菜，就沒有黑色和鐵鏽味了。

◎玻璃器皿和傢俱，使用在水中加四分之一杯醋的醋水洗滌，會發光且潔淨。

◎玻璃上的油漆，用醋浸軟後一擦就掉。

◎寫毛筆字時，用醋磨墨，寫出來的字又黑又亮，不易褪色。

◎新買的漆器用品有一股強烈的漆味，用少許醋滴入淘米水中洗滌，可除去漆味。

◎醋水擦洗水龍頭可除水漬。

◎醋水擦玻璃鏡子，非常乾淨。

◎水缸的裂痕、破洞，可以用白生鐵粉加醋拌勻修補，經久不脫。

◎用舊了的銅器、鋁器，先用醋塗一遍，乾後再用水洗，容易揩擦掉污垢。

◎弄髒的地毯，可用醋來擦拭。

◎廚房和洗臉台的排水管堵塞時，加入重碳酸鈉和醋，不久便會暢通。

◎熱水瓶內若有石灰污垢時，可加醋或檸檬擠汁，即可去除。

◎擦皮鞋時加上一二滴醋，可使鞋面更鮮亮持久。

◎老母雞灌醋後再殺，煮時肉容易爛。

◎煮甜粥時加點醋，可使甜粥更甜。

◎燒水時加點醋，可去除壺裡的水鹼。

◎處理過肉類的砧板容易滋生細菌，可用醋清洗殺菌。

◎在煮蛋時水中放醋，不容易煮破，又好剝殼。

◎做沙拉時，最後一道清洗手續時加醋，可避免沙拉出水。

◎做沙拉、涼菜及果汁時，加入一些醋，可保存維生素C。

◎在烹調水產品蟹、海蜇時，先用一%的醋液浸泡一小時，可防止嗜鹽桿菌引起的食物中毒。

◎加薑末和醋拌松花蛋，可去除松花蛋異味。

◎如大米存放時間較長，蒸飯時只要加入點醋，蒸出來的米飯就會白、黏、香。

◎清除蔬菜上的小蟲，在洗蔬菜的水中加一點醋，便可以清除附在葉子上的小蟲。

◎在烹調蔬菜時適當加點醋，可以減少維生素C的損失。

◎炒茄子時加點醋，茄子不易變黑。

◎海帶用醋水煮，或是泡水時加一點醋，可以加速軟化。

◎做魚、羊肉時加醋，可除腥膻。

◎煮麵條時加醋，可使麵條變白，除去麵條的鹼味。

◎煮飯、蒸饅頭或做麵包，加少許醋，就不易腐敗。

◎炒菜鹽放太多了，可放少許醋補救。

◎加醋煮牛肉、海帶、馬鈴薯等，很容易煮爛。

◎炒苦瓜時加少許醋可減輕苦味。

◎收拾魚時，在魚身上塗醋，魚不容易滑出去，魚鱗也容易刮淨。

◎發酵麵團時如鹼放多了，可加入白醋與鹼中和。

◎去皮的馬鈴薯泡醋水裡，馬鈴薯不變色。

◎洗木耳時放少許醋，再搓洗方便去除沙土。

◎將凍肉浸入含醋的水中化凍。此法同樣適宜於凍魚的解凍。

◎熱開水中加醋煮雞鴨幾分鐘後取出，很容易褪毛。

◎一定比例的醋蒸饅頭，特別白。

◎夏天，淡醋水灑在魚身上，魚肉隔日不會變壞。

◎將雞、鴨蛋洗淨，再用醋泡兩分鐘，然後將蛋放入鹽水裡，醃一週後就變鹹。

◎在削芋頭前，將雙手用醋洗一下，就不會癢。

◎芋頭切了以後用醋水洗，或用醋水煮，可以消除黏汁。

◎在蛋清中加一小匙醋，可以很快把蛋清打得發泡。

◎湯煮太鹹時，加一湯匙的糖與醋，再煮一下，即可去鹹味。

◎清水中加幾滴白醋，花枝底部再修剪一下，花期會長。

◎在花和草木的切口泡上醋，即使水份吸收不良的植物，也可長保鮮艷。

◎在調製植物殺蟲水劑時，可以加入少許酸醋，便能使殺蟲劑的藥力發揮更大的效果。

◎骨傷的病患，忌食醋。

彩色圖解太極武術

1 太極功夫扇
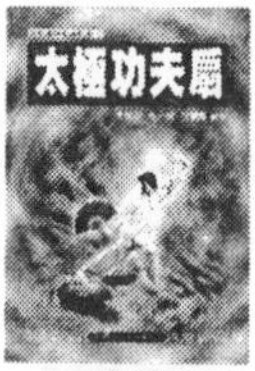

定價220元

2 武當太極劍
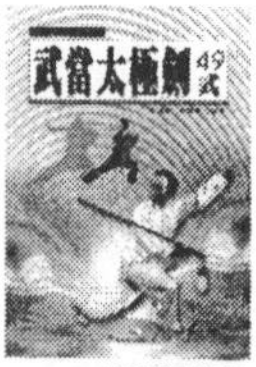

定價220元

3 楊式太極劍
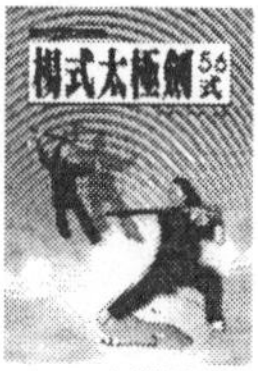

定價220元

4 楊式太極刀
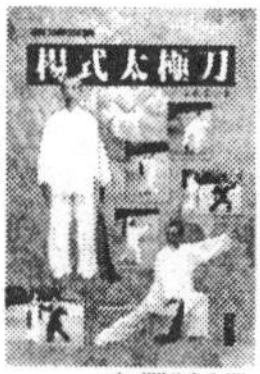

定價220元

5 二十四式太極拳+VCD
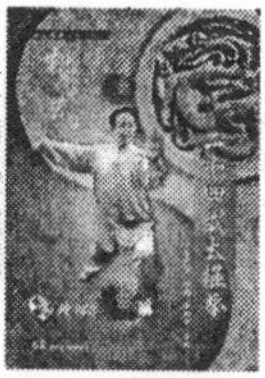
定價350元

6 三十二式太極劍+VCD
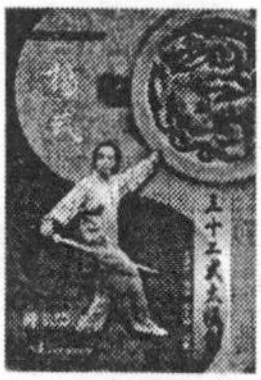
定價350元

7 四十二式太極劍+VCD
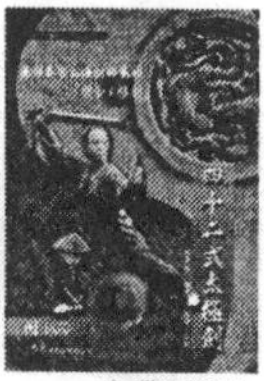
定價350元

8 四十二式太極拳+VCD
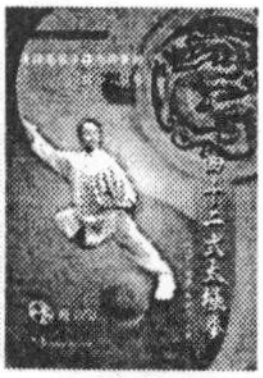
定價350元

9 楊式十六式太極拳 十八式太極劍
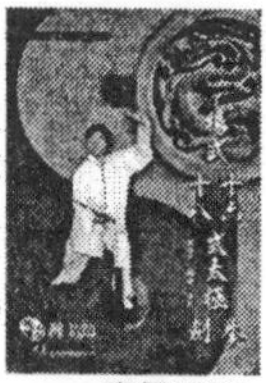
定價350元

10 楊氏二十八式太極拳+VCD
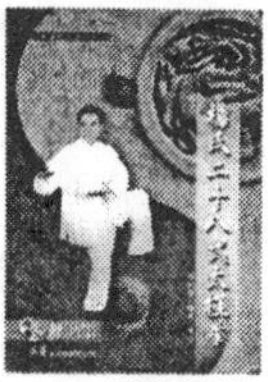
定價350元

11 楊式太極拳四十式+VCD
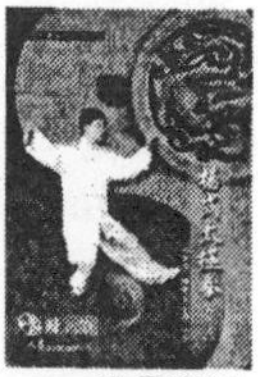
定價350元

12 陳式太極拳五十六式+VCD
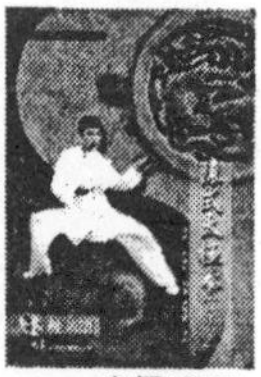
定價350元

13 吳式太極拳五十六式+VCD
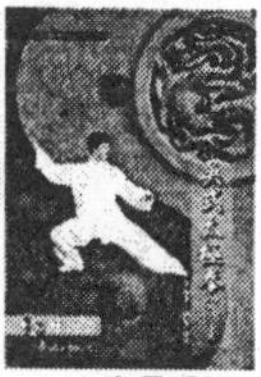
定價350元

14 精簡陳式太極拳八式十六式
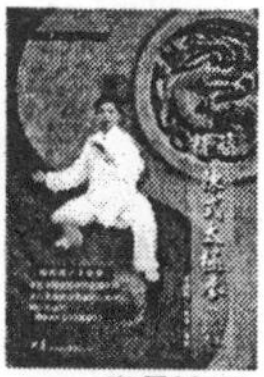
定價220元

15 精簡吳式太極拳三十六式 拳架・推手
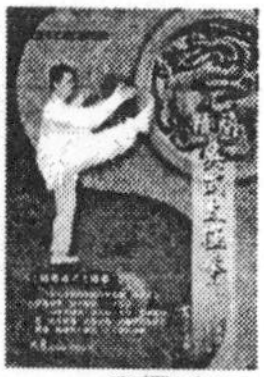
定價220元

16 夕陽美功夫扇
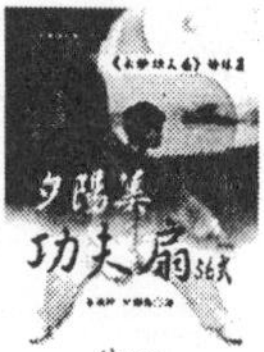

定價220元

17 綜合四十八式太極拳+VCD
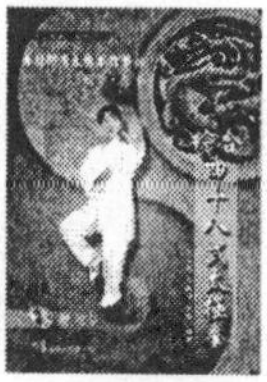
定價350元

18 三十二式太極拳 四段
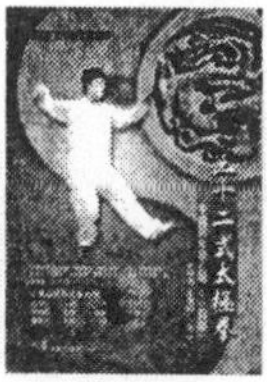
定價220元

19 楊式三十七式太極拳+VCD
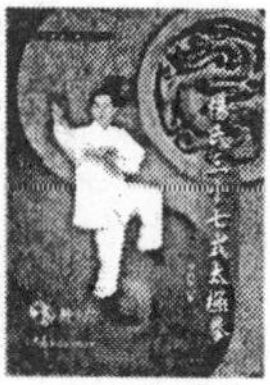
定價350元

20 楊氏五十一式太極劍+VCD
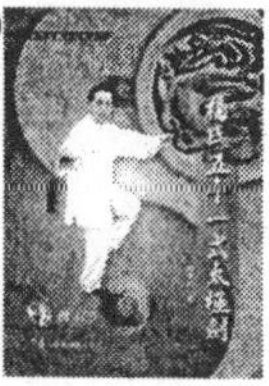
定價350元

21 嫡傳楊家太極拳精練二十八式
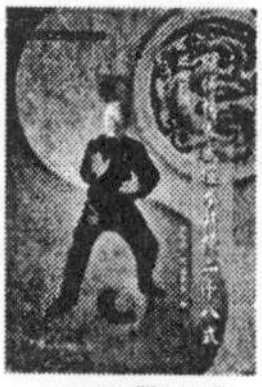
定價220元

22 嫡傳楊家太極劍五十一式
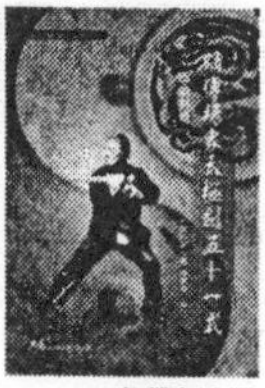
定價220元

23 嫡傳楊家太極刀十三式
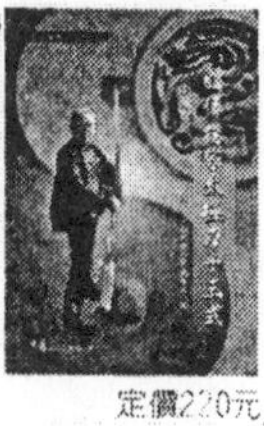
定價220元

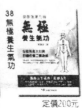

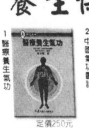

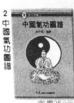

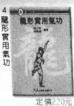

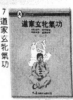

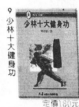

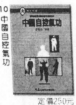

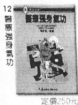

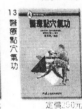

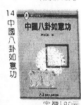

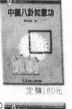

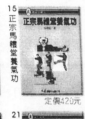

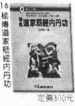

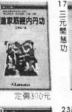

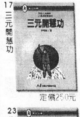

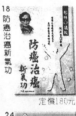

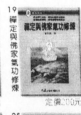

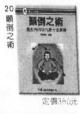

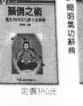

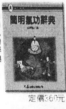

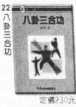

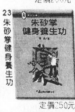

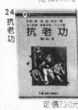

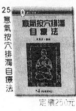

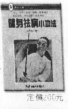

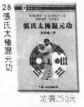

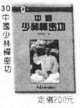

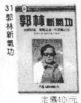

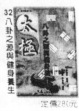

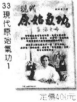

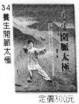

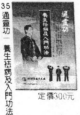

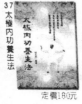

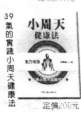

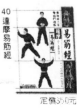

國家圖書館出版品預行編目資料

醋健康養生智慧／柯子堯主編

－初版－臺北市，大展，民98.10

面；21公分－（元氣系列；14）

ISBN 978-957-468-712-1（平裝）

1.食療　2.醋　3.健康法　4.食譜

418.91　　98014781

醋健康養生智慧

ISBN 978-957-468-712-1

主 編 者／柯　子　堯
發 行 人／蔡　森　明
出 版 者／大展出版社有限公司
社　　址／台北市北投區（石牌）致遠一路2段12巷1號
電　　話／(02) 28236031・28236033・28233123
傳　　真／(02) 28272069
郵政劃撥／01669551
網　　址／www.dah-jaan.com.tw
E-mail／service@dah-jaan.com.tw
登 記 證／局版臺業字第2171號
承 印 者／傳興印刷有限公司
裝　　訂／建鑫裝訂有限公司
排 版 者／千兵企業有限公司
初版1刷／2009年（民98年）10月

定　價／180元

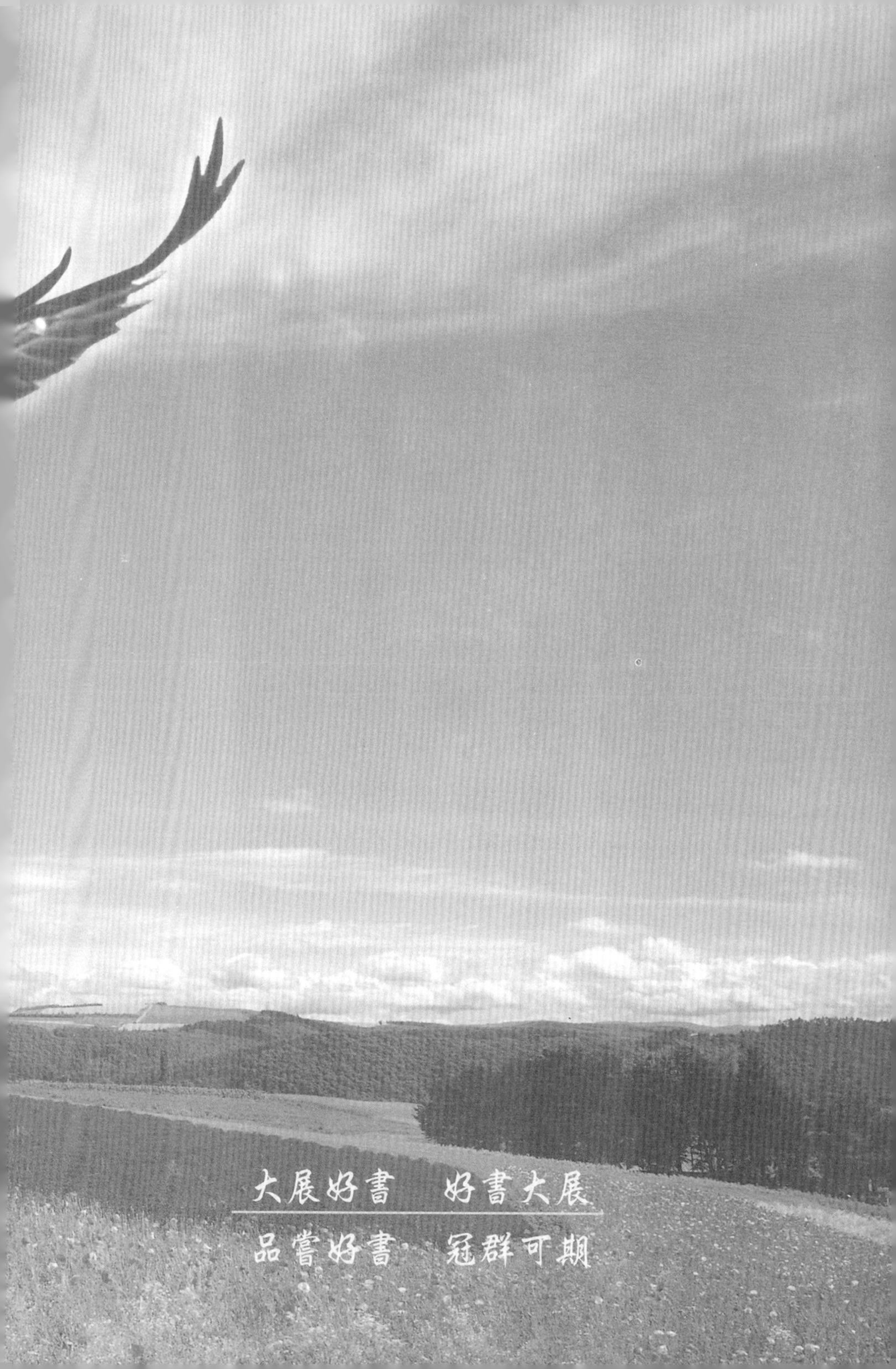
大展好書　好書大展
品嘗好書　冠群可期